# Les Dialogues du périnée

Alain Bourcier
Dr Jean Juras

# Les Dialogues du périnée

Odile Jacob

15, RUE SOUFFLOT, 75005 PARIS

www.odilejacob.fr

ISBN : 978-2-7381-3481-3

*À nos enfants*

# Avant-propos

Dans le passé, l'incontinence urinaire était toujours liée aux personnes âgées, vivant le plus souvent en institution. Quant au prolapsus, plus connu sous le terme de « descente de la matrice ou d'organes », il était considéré comme en rapport avec le vieillissement, un travail pénible ou encore lié à de nombreuses maternités. Force est de constater que les patientes ont changé et que la moyenne d'âge est actuellement beaucoup plus jeune. Il en est de même pour les hommes qui peuvent aussi souffrir de troubles urinaires ou sexuels et qui eux aussi ont un périnée !

L'aspect particulièrement novateur de ce livre est d'avoir choisi la « fiction » pour permettre aux lecteurs de prendre plaisir et parfois, nous le souhaitons, de rire de situations qui pourtant altèrent la qualité de vie de tant de personnes. Le livre est présenté sous forme de tableaux qui évoquent les scènes de la vie de tous les jours en passant des jeunes mamans qui se retrouvent dans un parc, aux discussions d'après week-end à la cafétéria… toujours sur le périnée !

Le contenu aborde différentes thématiques avec les diverses formes de troubles urinaires chez la femme et l'homme. Bien que les femmes puissent être gênées dès leur accouchement, avec une aggravation à la ménopause, les hommes ne sont pas épargnés, et la fréquence des troubles urinaires et sexuels est importante. Fort heureusement, des solutions existent et c'est actuellement une prise en charge systématique qui doit permettre le soulagement, voire la guérison de ces troubles extrêmement invalidants tant sur le plan personnel, social que professionnel.

Par le récit de situations certes embarrassantes mais décrites sur un ton amusant, les auteurs espèrent lever le tabou pour les personnes qui souffrent de ces problèmes et n'ont jamais osé en parler.

PREMIÈRE PARTIE

# Chroniques de la vie quotidienne

# 1

## Square et jardin

### Les *moms* connectées

Certaines villes possèdent de nombreux espaces verts et naturels qui participent beaucoup à la qualité du cadre de vie des habitants. Ils constituent des lieux de détente et de convivialité grâce à la pratique – ou non – de promenades ou de loisirs divers. Mais pour les plus petits, ce sont surtout les squares des quartiers et les jardins pour enfants qui rassemblent les jeunes mamans et leurs enfants.

Bien que le soleil ne soit pas forcément au rendez-vous, il reste quelques jours de vacances à nos poulbots, et c'est l'occasion rêvée pour profiter des jolis squares et jardins aménagés pour les enfants. La plupart des parcs et jardins parisiens accueillent des aires de jeux spécialement conçues pour les enfants !

C'est ainsi que de nombreuses mamans ont pris l'habitude de se rencontrer avec leurs nouveau-nés ou leurs jeunes enfants. Deux jeunes femmes se retrouvent régulièrement les samedis matin, tandis que leurs compagnons ont pris l'habitude de faire du jogging ensemble. Elles bavardent et, très en confiance, discutent de leurs récents accouchements. La plus jeune, la trentaine, vient d'accoucher de son premier enfant. Il est magnifique et se porte très bien : très potelé avec un visage de beau bébé joufflu. L'assistance complimente la maman sur ce magnifique bébé, et elle rétorque :

– Il est comme son père à la naissance qui faisait plus de 4 kilos !

– Comment s'est déroulé ton accouchement, Cécile ? Tu as accouché à la maternité de l'hôpital de notre quartier ? Elle a une très bonne réputation et de plus appartient aux maternités de type III.

– C'est quoi la différence ?

– Les établissements de niveau III disposent d'un service de réanimation néonatale et sont spécialisés dans le suivi des grossesses pathologiques (hypertension pendant la grossesse, diabète gestationnel) ou multiples, celles dont on sait, dès la conception, qu'elles présentent un risque pour l'enfant à naître.

– Oui, je savais que nous avions la chance de disposer d'une telle maternité. Mais comme la grossesse s'est déroulée parfaitement bien et que je ne présentais aucun symptôme particulier pendant la grossesse, j'ai préféré accoucher à la clinique où mon gynécologue m'avait suivie.

– Et depuis ton accouchement, as-tu pratiqué tes séances de rééducation postnatale ? Car je sais qu'en France, on a cette chance de pouvoir se rééduquer après un accouchement. J'ai plusieurs amies qui ont accouché dans d'autres pays et qui m'ont dit qu'elles n'avaient trouvé personne qui faisait ce type de rééducation !

– Oui bien sûr, j'ai commencé par la rééducation manuelle avec une sage-femme de la clinique.

– Que t'a-t-elle fait en « manuel » avec ses doigts ?

– Oui, mais pas de panique ! La rééducation manuelle consiste à faire un toucher vaginal et à indiquer par des pressions légères sur quel muscle orienter sa contraction. Puis la sage-femme m'a proposé une autre façon de travailler le périnée : cette méthode se nomme *Connaissance et maîtrise du périnée©*. Elle consiste en une suite d'exercices avec l'aide d'images mentales spécifiques qui amènent peu à peu à une prise de conscience beaucoup plus précise des différentes zones du périnée et de la poussée qui s'exerce dessus lors d'un effort (comme tousser, rire, porter une charge, etc.). La sage-femme a délicatement introduit ses doigts dans mon vagin, enfin ce qu'il en reste après cet accouchement ! Elle me parlait d'une grotte, sans faire état des dégâts. Elle appuyait en haut, sur les côtés, nommait chaque partie, me demandant de ne rien faire, juste d'imaginer. Pas très habituée, je serrais ce que je pouvais et je ne pouvais pas faire grand-chose ! Visualiser les zones, les mettre en mouvement mentalement (fermer une grille, laisser entrer une vague, franchir un pont, etc.) et respirer devaient suffire à ce que mes muscles éteints puissent se ranimer.

– Tout est rentré dans l'ordre après un tel programme, avec les doigts de la sage-femme et la nouvelle méthode ?

– Pas vraiment. Comme je ne sentais pas d'amélioration, une copine m'a conseillé de voir son « super kiné spécialisé » en uro-gynécologie. J'ai fait encore deux séries d'exercices en achetant une sonde de rééducation qui doit, pour fonctionner, être connectée à un appareil. Ces sondes permettent de réaliser des séances de rééducation par électrostimulation et par biofeedback.

– Du biofeedback ? C'est quoi cette technique, avec ou sans les doigts ?

– Concrètement, il s'agit d'un appareil électronique relié à une sonde équipée de capteurs, et placée dans le vagin ou l'anus. Elle permet d'enregistrer toutes les contractions et de les traduire instantanément en un signal sonore et/ou visuel. C'est plutôt sympa et on n'a pas mal du tout puisque l'on ne reçoit pas de courant ! Mon kiné, très « branché », me proposait en fin de séance des jeux pour m'aider à mieux visualiser la contraction.

– Des jeux sur écran avec ton périnée : ton vagin en superproduction sur écran, je rêve !

– Mes jeux favoris étaient le jeu du serpent, qui doit gravir des sommets et donc la contraction devra être de plus en plus forte, puis une fois qu'il aura pris sa proie, il faudra relâcher son périnée pour qu'il redescende, ainsi que le jeu du décollage de l'avion : chaque contraction va en effet permettre à l'avion de décoller et d'éviter les obstacles. Sympa, non ?

– Et, en plus, tu as eu du courant avec un électrostimulateur, si j'ai bien compris ?

– Oui, c'était en alternance avec le biofeedback. En fait, l'électrostimulation utilise un courant électrique permettant de stimuler les muscles du périnée. Ce courant électrique est appliqué par une électrode située sur la sonde vaginale qui me servait déjà pour l'autre technique. La sonde va envoyer une stimulation électrique sur les muscles du périnée pour les faire se contracter à un rythme et une intensité progressive, séance après séance.

– Avec toutes ces séances et le temps passé, tu as vu une différence ?

– Oui, quand même ! Mais à vrai dire, malgré la compétence du super kiné et mon assiduité, mon périnée était toujours « à plat » ! Pour être honnête, ç'a été mieux au prix de vingt séances supplémentaires ! Puis, comme je devais reprendre mon travail et que j'avais moins de temps à consacrer à ce « foutu » périnée, mon gynéco m'a fait une ordonnance pour acheter un appareil d'électrostimulation pour faire ma rééducation chez moi.

– Un électrostimulateur, pour faire chez toi ?

– Même lorsque la rééducation du périnée donne de bons résultats, chez le kiné ou la sage-femme, ceux-ci ont tendance à s'estomper avec le temps. À ce moment-là, des séances d'entretien sont nécessaires. On m'a fait une prescription médicale pour poursuivre ce traitement à mon domicile, en déplacement, quand je trouvais le temps de le faire et surtout beaucoup plus régulièrement.

– Tu l'as acheté ?

– Oui. Me voilà donc équipée, pour remettre à niveau ce plancher périnéal à plat et qui me cause beaucoup de désagréments.

– Justement Cécile, tu me parles depuis longtemps de cette faiblesse, mais je ne sais pas réellement de quoi tu te plains, si ce n'est pas indiscret !

– Non. Au point où j'en suis, je peux te confier mes petits soucis. Le relâchement de mon périnée me gêne surtout par des bruits incongrus venant de mon vagin. Quand je fais l'amour, mon vagin fait des bruits gênants. Au début, avec mon compagnon, on en a ri, il disait que j'avais un vagin musical, un vrai poète, mais maintenant, c'est un mélange de gêne pour moi et d'agacement pour lui.

– Moi, ce n'est pas mieux, dit Laurence. J'ai les mêmes inconvénients quand je change de position à la gym ou au yoga en position de la chandelle. Petit désagrément sans gravité mais qui suscite beaucoup de gêne. Vous n'êtes pas certaine que les copines de la gym ne surprennent pas ce bruit bizarre : la honte !

– Surtout si le prof est près de toi et qu'il s'occupe bien de ta remise en forme...

– Mais c'est connu, car ce n'est pas la première fois qu'on m'en parle. Je crois savoir qu'il s'agit d'une émission d'air du vagin provoquant un bruit proche du « pet » émis lors des flatulences. Lorsque la verge n'est pas en contact avec la paroi vaginale sur toute sa circonférence, de l'air peut s'infiltrer, dont l'expulsion provoque alors ce bruit caractéristique.

– Mais en plus, j'ai eu à plusieurs reprises, cet été en sortant de l'eau, la mauvaise surprise de constater de l'émission d'eau qui coulait par le vagin. D'ailleurs, c'est ce que je ressens toujours en prenant des bains à la maison.

– Par contre, je n'ai jamais entendu parler de cette perte d'eau. Es-tu certaine qu'il s'agit d'eau et pas tout simplement de sécrétions vaginales abondantes ?

– Absolument, car je sais faire la différence : c'est bien de l'eau puisque cela survient à la mer, à la piscine ou en sortant de ma baignoire.

La confiance s'installe et, après tout, elles ont toutes deux accouché et sont de cette nouvelle génération qui parle plus volontiers de ce type de problème. Alors, le lien étant fait et comme on a parfois envie de se rassurer, on se met à parler de choses intimes.

– Comme si cela ne suffisait pas, ajoute Laurence, j'ai d'autres problèmes, un peu du même ordre : je ne sens plus grand-chose dans les rapports sexuels. C'est sûrement une diminution du tonus musculaire des parois du vagin qui n'entourent pas bien le pénis lors d'un rapport sexuel. Je pensais que de tels relâchements étaient plus fréquents chez les femmes qui ont accouché plusieurs fois, car l'entrée du vagin est plus détendue.

– Apparemment, il doit arriver que nous connaissions aussi cette situation après avoir eu des accouchements difficiles ou après plusieurs accouchements.

– Sûrement, le périnée trop mou doit amoindrir considérablement les sensations. Je ne ressens plus la pénétration et mon mari a l'impression de ne pas être « reçu ». En tout cas, ce mauvais contact avec la verge lors de la pénétration, cette diminution de l'intensité, voire la disparition complète des orgasmes est bien apparue après l'accouchement.

– Cela te pose vraiment des problèmes ?

– Oui. J'espère que l'on va trouver une solution. En plus, j'ai des problèmes pendant mes menstruations, et surtout quand je vais à la mer !

– Je crois avoir deviné ce que tu vas me dire !

– S'il existe différentes tailles de tampons, qui s'adaptent au flux des règles… moi, j'ai besoin de changer la taille à cause de la trop grande ouverture de mon vagin. J'ai commencé, avant d'avoir accouché, avec les « mini », je suis passée avec le temps aux « normaux » et maintenant aux « super ».

– Heureusement que tu n'es pas incontinente ! J'ai beaucoup d'amies qui me disent qu'après leur accouchement, elles présentent des fuites urinaires surtout lorsqu'elles reprennent une activité sportive. Certaines avaient déjà quelques ennuis pendant leur dernier trimestre de grossesse et cela ne s'est pas arrangé.

– Oui, je suis au courant de tous ces problèmes qui peuvent survenir après l'accouchement, d'autant plus que la presse spécialisée ne cesse de rédiger des articles. Il faudrait ne pas lire cette presse pour ne pas être au courant. D'ailleurs, j'ai même lu des articles dans des magazines où l'on n'aurait même pas imaginé que des journalistes parlent de ce problème tabou. Comme quoi, c'est devenu tendance...

– Je suis d'accord avec toi, je l'ai également constaté et ce ne sont pas les articles qui manquent. Il n'y a pas un mois qui se passe où un magazine féminin ne propose pas un sujet sur : « Fuites urinaires, encore trop d'idées reçues. Pourtant des solutions existent ! », « Le périnée, un muscle à protéger avant, pendant et après l'accouchement », « Incontinence : devenir maman et éviter les fuites urinaires après l'accouchement », « L'incontinence urinaire, ça se soigne bien », « Muscler votre périnée, plutôt que les abdos ! »

– Ce n'est pas tout, il existe également les sites sur Internet, les forums plus ou moins douteux par les questions que l'on peut y lire dont je me garderai bien de te mentionner les contenus !

– On aurait presque l'impression que l'on ne peut plus accoucher à présent sans se trouver confrontée à des problèmes de périnée.

– Quand j'ai repris le travail après mon congé parental prolongé volontairement, j'ai retrouvé mes anciennes collègues. Beaucoup d'entre elles avaient accouché en mai et juin, les hautes saisons des maternités ! Toutes avaient fait leur rééducation périnéale mais beaucoup confiaient avoir encore, comme elles disent avec discrétion, « des petits soucis ».

– Moi, je peux dire que j'ai tout fait pour mon périnée mais peut-être que celles qui ont repris leur activité professionnelle dès la fin de leur congé maternité n'ont pas eu le temps de terminer leurs séances chez les pros du périnée ?

– Quand on n'est pas complètement satisfaite des résultats, surtout dans les activités sportives, on sait bien qu'il serait judicieux de poursuivre sa rééducation. Mais parfois on n'a ni le temps ni l'envie de faire des contractions, leurs fameux « exercices de Kegel », pendant des mois encore. Il est possible de rechercher sur Internet en tapant : « la rééducation du périnée chez soi ». On trouve des sites qui conseillent des appareils à usage personnel, c'est-à-dire que l'on peut utiliser à son domicile.

– Effectivement, on voit beaucoup de publicités à la télévision et on peut lire dans la presse que l'électrostimulation a plusieurs objectifs : l'endurance, la résistance, la force et la récupération. Mais je ne savais pas que cela pouvait être utilisé pour ces muscles internes.

– Au début, j'avais fait l'acquisition d'un électrostimulateur relié à une sonde vaginale. Je l'ai utilisé pas mal de semaines, mais un jour un incident m'a vraiment perturbée !

– Un incident, une décharge électrique ou une panne de chargeur et en plus du périnée à plat, la batterie *out* ?

– Non. Pour ne pas oublier de faire le traitement, j'avais pris l'habitude de me « débarrasser » de la séance en la faisant le matin quand mon mari était parti au travail. Pas de chance, un jour, une demi-heure après son départ, j'entends la clef dans la porte et c'est lui qui revient. Vous imaginez la scène si mon époux m'avait vue étendue sur le lit avec mon appareil en marche. Il aurait pu s'imaginer que j'avais recours au sex-toy pendant son absence. Donc trop de risque d'être accusée à tort alors que c'est pour la cause périnéale ! De plus, comme mes règles sont irrégulières et abondantes, je ne peux pas l'utiliser pendant ces périodes. Alors j'ai vu que l'on proposait un nouveau produit original et très innovant : un « shorty électrique » !

– Waooh, c'est super ! Dis-moi que tu plaisantes, Cécile ou, si tu es vraiment sérieuse, cela m'intéresse ! Après le panty minceur voici le panty pour périnée ? Comment se présente ton appareil révolutionnaire ? demande Laurence.

– L'appareil est également un électrostimulateur périnéal mais vraiment différent des autres appareils que je connaissais lorsque j'avais acheté le mien avec la sonde vaginale. Justement c'est incroyable, c'est un appareil sans sonde intravaginale !

– Comment cela peut marcher ton « sauveur » périnéal ?

– Moi-même, je ne suis pas une pro de la technologie mais j'ai compris la documentation et surtout apprécié la vidéo sur leur site Internet. Tu n'as qu'à aller voir, comme cela, tu seras à la page de ce qui se fait de mieux en matière de rééducation du périnée.

– Sois sympa, tu sais que mon temps est compté entre le boulot, le mari et le bébé qui me prend beaucoup de temps !

– OK. Cet appareil sans sonde, une révolution tu vois, envoie des signaux électriques dans plusieurs directions, grâce à six ou huit, je ne me souviens pas bien, électrodes placées à l'intérieur de cuissières que tu vas placer autour des cuisses et des fesses. Le courant passe de la cuisse droite à la fesse gauche et *vice versa*, et au milieu, tu as compris, il y a le périnée.

– Pas bête l'idée, il fallait y penser, mais cela me rappelle que ma sœur avait fait un traitement un peu semblable, sans sonde, elle restait même habillée. Elle était assise sur un fauteuil qui délivrait un champ magnétique stimulant son périnée. Elle lisait même son magazine pendant la séance. Je me souviens qu'elle envoyait toutes ses copines qui n'aimaient pas la sonde !

– Donc rien à voir avec les sondes vaginales. J'ai même lu qu'il existe des sondes anales, pas très *glamour* !

– Comme tu l'as utilisé, c'est vraiment mieux ?

– Oui, cela a vraiment renforcé mon périnée ! Je ne sens plus cette pesanteur qui me gênait depuis mon accouchement. Puis pour moi, c'est d'abord un dispositif sans sonde, vraiment simple d'utilisation. Pour te faire une autre confidence, comme je suis overbookée, je fais mes séances le soir, en position debout, pendant mon repassage, un vrai gain de temps !

– On peut dire que tu as investi dans votre périnée et ce serait dommage qu'avec tout ce que tu as fait pour lui, il ne te donne pas satisfaction !

– C'est vrai, mais maintenant que je peux faire ma « stim » quand je le souhaite et surtout quand je sens de nouveau mon périnée se relâcher, je reprends confiance et c'est top de se retrouver presque comme avant l'accouchement.

– Je suis contente pour toi, et en plus, plus de problème quand le mari rentre à l'improviste !

Leurs rencontres régulières sont très ciblées sur leur accouchement et leurs conséquences. Aussi, Cécile et Laurence se posent des questions sur une jeune femme qu'elles croisent souvent et qui a deux enfants dont l'un, le plus âgé, semble préoccuper particulièrement cette jeune maman.

– En tout cas vous, Lydia, vous devez être tranquille avec ces problèmes puisque vous avez eu une césarienne !

– Pour être honnête, non. J'ai dépassé la quarantaine et j'avais déjà accouché, il y a cinq ans, par voie naturelle. Mais le problème est que, dans ma famille, ma grand-mère, ma mère et ma tante du côté maternel ont toujours eu une incontinence. Nous sommes, comme le disait mon regretté père, une famille de « pisseuses ».

– Vous pensez que cela peut être héréditaire, d'origine familiale ?

– Comme beaucoup d'entre nous, je croyais que l'accouchement par voie vaginale était considéré comme un facteur de risque majeur d'incontinence. Dans certains pays, la césarienne est souvent proposée uniquement dans le but de prévenir une incontinence ultérieure ou d'autres désagréments liés aux accouchements par voie naturelle. C'est ce que j'ai fait, mais je souffre comme vous d'un problème de périnée. Il existe, d'après moi et d'après ce que j'ai lu sur Internet, une prédisposition génétique à l'incontinence urinaire, en tout cas, c'est ce que j'ai constaté !

Lydia leur confie qu'en dehors de cela, un autre problème très embarrassant vient s'ajouter. C'est un peu le « ajouter au panier » d'une grande chaîne de magasins !

– L'autre problème est le fait que mon premier enfant, depuis la naissance de sa petite sœur, fait pipi au lit. Décidément, on n'a pas de chance dans notre famille. En interrogeant ma mère, je me suis aperçue que deux de mes sœurs souffraient, d'après notre médecin de famille, d'énurésie nocturne.

– Pensez-vous que ce peut être héréditaire ?

– Oui. Heureusement que mon mari n'avait pas ce problème dans son enfance ; car on dit que 65 % des enfants sont énurétiques si les parents mouillaient tous deux leur lit durant l'enfance. On l'a échappé belle ! Pour mon fils, l'énurésie est secondaire car il ne mouillait plus son lit depuis six mois au moins et puis il a recommencé à le faire, et je pense que c'est à la suite d'un stress émotionnel. Il s'agit d'un divorce qui ne s'est pas bien passé. En plus, il a un sommeil profond et est moins sensible aux besoins d'uriner. J'ai pu constater qu'il y a eu un autre stress émotionnel avec la naissance de sa petite sœur.

– Comment cela se manifeste-t-il ?

– Les draps sont régulièrement imprégnés d'urine et il peut aussi se réveiller la nuit et pleurer lorsqu'il vient de mouiller son lit. Il arrive fort heureusement qu'il nous réveille pour nous alerter. Le pédiatre m'a donné quelques stratégies pour aider notre enfant à se sentir plus à l'aise : ne pas le blâmer, mais plutôt lui offrir un soutien et des encouragements, ne pas se fâcher lorsqu'il mouille son lit, pour ne pas le décourager, et surtout restreindre la quantité de liquides ou de boissons contenant de la caféine (chocolat ou cola) avant le coucher et l'encourager à uriner avant d'aller au lit.

– Et alors, cela va mieux ?

– Pas vraiment, aussi notre pédiatre nous a-t-il parlé d'un détecteur d'urine en précisant que ce traitement ne réussira que si notre fils est motivé et s'il est prêt à accepter que son sommeil soit interrompu.

– Un détecteur d'urine ? Je connais le détecteur de mensonges, de fumée mais pas d'urine : pouvez-vous nous expliquer ?

– On parle également d'alarme et sur le marché, on trouve plusieurs dispositifs qui fonctionnent tous de la même façon. Une sonde-contact placée dans une couche de tissu et glissée dans la culotte de l'enfant (ou une alèse) est reliée à une source sonore située à côté du lit. La sonnette retentit dès les premières gouttes et l'enfant se réveille avec encore la sensation d'une vessie pleine.

– Avec un tel procédé, j'espère que cela a traité le problème de votre fils ? dit Laurence.

– Pour le moment, c'est un peu mieux et notre médecin a dit que, si cela ne suffit pas, il existait un traitement à l'aide de médicaments contre le « pipi au lit » qui réduisent la quantité d'urine produite. Comme il existe indéniablement un problème psychologique ou affectif au sein de notre famille avec le divorce, il faudra s'occuper de cela aussi. On n'est pas au bout de nos peines, mais c'est notre garçon qui en souffre le plus. On va faire tout ce qu'il faut pour améliorer sa future vie de garçon. Car il nous dit déjà qu'il ne souhaite pas aller dormir chez un copain de peur que cela lui arrive !

– Mais ce n'est rien d'après notre pédiatre par rapport aux mamans qui le consultent pour un problème d'encoprésie chez leur enfant !

– Jamais entendu parler d'encoprésie, de quoi s'agit-il exactement ?

– Notre pédiatre nous a expliqué que l'encoprésie est l'émission régulière de selles formées ou semi-formées dans les sous-vêtements après l'âge de 4 ans. L'enfant se retient d'aller à la selle volontairement, il ne va plus au cabinet ou au pot, son rectum se remplit et des fuites de selles se produisent par débordement sans qu'il y pense. Les fuites de selles surviennent souvent lors des exercices physiques ou du jeu, quand l'attention de l'enfant se relâche. Tout cela pour dire qu'il y a toujours une consolation quand on connaît le malheur des autres.

Isolée dans un coin du square, Patricia ne participait pas vraiment aux discussions de ces jeunes mères et paraissait toujours triste. La sympathique et très avenante Cécile, très relationnelle, se dirige vers elle et lui dit :

– Vous ne voulez pas vous joindre à nous, car votre fils semble bien s'amuser avec nos enfants ?

Elle se met à pleurer et, trouvant l'occasion de raconter son histoire, se laisse aller et leur fait des confidences.

– En fait, j'ai 41 ans et je souffre d'incontinence anale depuis la naissance de mon premier enfant. Ce fut un accouchement difficile avec un très gros bébé de plus de 4 kilos qui a nécessité l'utilisation de forceps. Je n'avais aucune idée à quel point cet accouchement changerait ma vie. J'ai subi une déchirure et c'était extrêmement douloureux. Peu après l'accouchement, je me suis rendu compte que je ne pouvais pas contrôler mes gaz et il me semblait que j'avais toujours des sous-vêtements souillés. Je pensais que c'était à cause de la déchirure et j'ai présumé que les choses s'amélioreraient.

– Vous en aviez parlé à votre entourage ?

– Les mois suivants ont été terribles. Je suis devenue recluse et très déprimée. Je ne l'ai même pas dit à mon mari, ma mère ou mes amis. J'étais horrifiée. Dans quelques occasions, j'avais mal au ventre, et aux toilettes, je n'ai pas pu contenir mes selles, ça sortait tout seul comme on dit, je n'avais aucune sensation, ce qui me laissait honteuse, seule et bien plus désespérée. À une occasion particulière, mon mari est rentré à la maison inopinément tout de suite après que j'ai eu un de mes accidents. Je pleurais. Il était très inquiet et j'ai menti quant à la raison pour laquelle j'étais bouleversée, parce que je me sentais sale.

– Qu'avez-vous fait pour ce problème qui vous perturbait tant ?

– J'ai consulté un spécialiste qui a diagnostiqué que j'avais un sphincter anal efficace à 40 % après avoir pratiqué une échographie endoanale. Il m'a donné quelques recommandations d'hygiène de vie et un régime riche en fibres. La mise en place d'une rééducation périnéale avec biofeedback a été envisagée.

– Votre vie s'est-elle améliorée ?

– Pas vraiment. Cela peut m'arriver à n'importe quel moment, dit Patricia. Je ressens parfois le besoin mais le plus souvent, c'est une incontinence fécale passive. Aussi, je me limite dans mes activités. Fort heureusement je travaille chez moi avec mon ordi, c'est plus gérable.

– Vous devez être limitée dans vos déplacements ?

– Assurément, je ne peux pas faire de longs trajets, alors danser, on oublie, pourtant j'adore ça ! Comme je suis suivie régulièrement par un spécialiste dans ce domaine très particulier, il m'arrive de discuter avec des patientes dans la salle d'attente, les ayant croisées à plusieurs reprises.

– Encore une autre pathologie, décidément !

– Eh bien, la plupart consultent pour une autre maladie plus connue mais pas forcément plus facile à vivre : la constipation. Quand elles me racontent leurs histoires, je me dis que cela n'est pas forcément mieux ! Elles ont une difficulté à évacuer les selles avec moins d'une selle par semaine. Bien sûr, ces femmes sont plus âgées que moi et souvent dépassent les 65 ans.

– Votre spécialiste leur a dit quoi ?

– Le gastro-entérologue leur a dit que c'était très fréquent chez les femmes et que cela avait tendance à s'aggraver avec la sédentarité, quand on vieillit et avec la prise de certains médicaments. Pour tout dire je préférerais quand même leur constipation à mon incontinence anale, c'est moins invalidant !

## 2

# Maison de retraite

## Les seniors actifs

Sur les plaquettes commerciales, elles affichent des noms bucoliques et des allures de jardins d'Éden. « Villages d'or », « Hespérides », « Jardins d'Arcadie »... les résidences pour seniors trônent au milieu de jardins fleuris qu'arpentent des résidents épanouis. Les résidences pour seniors viennent donc combler un manque entre l'aménagement des locaux existants et les Ehpad ou maisons de retraite, aussi onéreuses et impopulaires. Mais certaines familles ont le choix financier de pouvoir proposer à leurs parents des maisons de retraite où il fait presque bon vivre avec une prise en charge de qualité et de bons rapports de voisinage.

Plus de cent quatre-vingts chambres individuelles (et une dizaine de chambres doubles), avec télévision, téléphone, toilettes et salle de bains. Des salles de soins, de rééducation, un cabinet dentaire... Mais aussi des salons de détente, des salles d'animations et des patios. Cette nouvelle structure a séduit beaucoup de retraités aux revenus confortables et leur assure à la fois le confort et la qualité des soins.

C'est dans cet endroit plus que confortable que résident Roger et son épouse Adrienne. C'est là qu'ils ont fait la connaissance de René, avec qui ils partagent leurs repas, sans oublier les quelques soirées d'animations. Elles sont au programme de la brochure qui les avait séduits par les informations que beaucoup de maisons de retraite signalent pour attirer les seniors. Elles ont toutes le même contenu qui insiste sur le fait que les animations sont des moments importants qui contribuent à l'épanouissement des résidents et à leur qualité de vie. Aussi, le choix est diversifié et on ne compte plus les programmes proposés. Les plus fréquentés sont les concerts car, parmi nos aînés, certains sont de grands amateurs de musique. Beaucoup d'artistes pratiquent des formes facilement exportables, tels que des duos ou trios acoustiques. Une guitare, une flûte, un violon et le tour est joué ! Leur installation est simple et rapide, et les artistes à domicile sont de grands amoureux du partage : ils créent un moment unique d'échange et de convivialité. Mais actuellement, on retrouve beaucoup de retraités dans des animations plus intellectuelles telles que les cours d'anglais. Pour cette génération, l'apprentissage de cette langue n'était pas encore proposé, mais les petits-enfants qui commencent de plus en plus tôt cet apprentissage à travers les journaux ou la télévision font qu'un peu de rudiments peut s'avérer utile pour les grands-parents. C'est encore plus vrai avec notre génération ultraconnectée. Ordinateurs, tablettes, téléphones... l'accès à Internet est quasi permanent. Non seulement nos aînés pourraient ainsi se divertir en dehors des activités de groupes, mais ils pourraient également s'informer et échanger avec leurs proches. C'est ce qui a plu à nos pensionnaires quand ils ont choisi cet endroit pour leur retraite.

Ce soir c'est la soirée du mardi qu'ils attendent tous avec impatience, car on leur réserve un spectacle musical. Roger et son épouse Adrienne sont assis depuis le début de la réunion, car ils souhaitent avoir une place avant l'arrivée de tout le monde. Il s'agit d'un couple de septuagénaires. L'homme de belle apparence, alerte, en bonne condition physique paraît préoccupé par l'arrivée de ses relations de voisinage. En effet, il a été opéré d'un cancer de la prostate, il y a maintenant presque une année.

Malheureusement, il souffre d'une incontinence urinaire sévère après cette prostatectomie totale et il est obligé de porter des protections. Il redoute donc que ses voisins remarquent cette odeur d'urine qui le perturbe, et encore plus dans des occasions de rencontre avec du public.

Un autre participant à cette fête, René, sait qu'il a été opéré et vient s'entretenir avec lui. Il lui dit :

– Vos analyses de taux de PSA et de biopsie prostatique étaient donc positives et votre urologue vous avait exposé les différents traitements pour soigner ce cancer prostatique. Avec lui, vous avez opté, si j'ai bien compris, pour une prostatectomie totale qui est une chirurgie importante. Vous avait-il proposé une rééducation avant l'intervention ?

– Une rééducation : dans quel but ? demande Roger.

– Cette rééducation est effectuée dans le laps de temps d'environ cinq à huit semaines séparant la biopsie de l'intervention. Deux ou trois séances suffisent généralement pour appréhender les exercices qui seront utiles en postopératoire avec l'aide d'un kinésithérapeute spécialisé. Ces divers exercices, vous les reproduisez à domicile, plusieurs fois par jour, tranquillement, pour acquérir la bonne sensation de contraction périnéale et pour renforcer votre sphincter urinaire, toujours utile après l'intervention.

– Non, je n'ai pas fait cette rééducation avant de me faire opérer, mais je ne suis pas certain que cela aurait pu éviter mes fuites sévères !

– Même réalisée dans les meilleures conditions, cette intervention comporte des risques et avant cette chirurgie, votre médecin aurait dû vous informer sur les complications possibles d'une prostatectomie radicale.

Son médecin de famille l'avait pourtant adressé dans un grand hôpital de renom et il avait bénéficié dans ce service d'urologie très spécialisé d'une prise en charge avec techniques chirurgicales de pointe. Malgré cette initiative, la chirurgie qui, par ailleurs, s'était bien passée s'est compliquée dans les suites immédiates d'une incontinence urinaire. Celle-ci ne s'est pas améliorée malgré de nombreuses séries de rééducation périnéo-sphinctérienne.

Roger est obligé de porter des protections qu'il a trouvées sur Internet. Son incontinence est tellement importante qu'il n'oserait jamais en parler à son pharmacien qui avait cependant demandé de ses nouvelles à son entourage. On lui avait répondu qu'il était fatigué et préférait rester à la maison. Ce qui avait quand même surpris le pharmacien, une vieille relation. Il aurait pu lui en parler, mais il se disait qu'il ne trouverait jamais le moment d'intimité dans sa pharmacie qui était toujours très fréquentée.

Ses recherches sur Internet lui ont été bénéfiques. Grâce à un modèle de protection avec un tissu révolutionnaire semblable à du coton, sa garniture s'étire pour assurer un ajustement près du corps et lui assure un excellent confort.

On dirait un vrai sous-vêtement, tout en assurant une totale discrétion et une bonne sécurité.

Au début, son incontinence était tellement importante qu'il portait un absorbant pour une protection renforcée avec une diffusion du fluide instantanée vers le fond du slip lui assurant un effet de « garde au sec ». Malgré le nouveau procédé neutraliseur d'odeur, qui agit efficacement contre les odeurs dès que le fluide pénètre dans le coussin, il n'avait jamais confiance dans le matériel et redoutait que l'on sente cette odeur très caractéristique de l'urine. Il a même utilisé un étui pénien de dernière génération. Discret, fiable et très facile d'utilisation, l'étui est une solution au quotidien pour l'incontinence urinaire masculine. Lui qui était encore l'année dernière toujours en activité dans sa propre entreprise de bâtiment et avait souvent des déplacements et des déjeuners, n'aurait jamais pu poursuivre son job. Par chance il venait de se retirer des affaires.

Son voisin, René, qui lui aussi a subi une prostatectomie radicale et est presque guéri par la rééducation, certes après de nombreuses séances, lui confie :

– On a tendance à croire que l'incontinence urinaire est une maladie uniquement féminine. Bien que rare, l'incontinence de l'homme existe pourtant bel et bien. Les cas d'incontinence liée à l'effort sont souvent le résultat du traitement du cancer de la prostate (radiothérapie ou chirurgie). Les traitements peuvent endommager les tissus du sphincter urinaire.

– Vous pensez, René, que je vais me sortir de ce problème ? J'ai revu le chirurgien qui est très content de son intervention et du résultat car mon taux de PSA est de 0,1 ng/ml. Évidemment, c'est mieux que le taux de PSA de 10 ng/ml qui l'avait décidé à m'opérer. Il dit que cette incontinence n'est rien, puisque maintenant je suis guéri de ce cancer ! C'est bien les chirurgiens, toujours satisfaits de leur intervention. Les chirurgiens pensent que leur technique est la meilleure. Ce qui est surprenant, c'est que chaque fois que vous en consultez un, il tente de vous persuader que sa technique est la plus efficace et qu'avec son expérience il n'y a aucun risque !

– Vous savez Roger, dans une émission de télévision, on disait qu'après échec de la rééducation périnéo-sphinctérienne il existait plusieurs possibilités pour résorber cette incontinence.

– Vous êtes sûr ? car cela m'intéresse au plus haut point.

– Oui et fort heureusement. Après échec de la rééducation sphinctérienne, une solution chirurgicale peut être envisagée pour des fuites urinaires qui persistent plusieurs mois après la prostatectomie. Je crois qu'on disait que chacune de ces solutions avait ses spécificités : des ballonnets ajustables, une bandelette et enfin la pose d'un sphincter artificiel.

– Mon chirurgien, à qui j'en ai parlé, m'a enfin écouté et dit que si j'étais vraiment gêné il me confierait à l'un de ses confrères qui s'est spécialisé dans ces problèmes d'incontinence.

– Vous allez consulter ce superspécialiste ?

– Je l'ai déjà vu et il m'a proposé deux options en fonction de mon handicap, car c'est comme cela qu'il en parle. Il m'a fait remplir deux questionnaires de « qualité de vie ». Pour moi, tout est à zéro ou presque… tu parles d'une qualité de vie !

– Il vous a proposé un choix entre les ballonnets, la bandelette ou le sphincter artificiel ?

– À vrai dire, le choix est vite fait avec lui : pas trop de fuites, bandelette ; incontinence invalidante, sphincter artificiel. Comme je n'ai des fuites que dans les efforts importants et vraiment pas trop souvent, j'ai opté pour la pose de cette bandelette ; une amie d'Adrienne avait eu ce type d'intervention et en était très satisfaite.

– Que l'on soit une femme ou un homme, c'est le même type d'intervention. Pourtant, sans être médecin, je suppose que le vagin et le pénis, ce n'est pas tout à fait pareil !

– C'est une anatomie différente mais, d'après ses explications, on utilise le même procédé. Le chirurgien réalise une incision périnéale, verticale, en arrière des bourses, de façon à placer la bandelette contre l'urètre qui est ensuite passée de chaque côté à l'aide d'aiguilles ressortant à la racine de la cuisse ; deux petites incisions supplémentaires sont ainsi réalisées pour faire sortir les aiguilles.

– Ce n'est pas de la chirurgie, c'est de la broderie avec vos aiguilles ! Et on vous a parlé de ce qui vous attend après ?

– Le chirurgien m'a dit qu'après l'opération il fallait éviter les efforts importants (port de charges lourdes supérieures à 5 kilos, poussée abdominale importante, activités sportives) pendant un mois. Vis-à-vis de la cicatrice périnéale, les bains sont déconseillés et il faut privilégier les douches, cela tombe bien je déteste me prélasser dans un bain.

Roger reprend un peu confiance et se met à sourire, mais pas bien longtemps. En effet, si lui est certes incontinent, il est par ailleurs en bonne forme.

Par contre, il en va tout autrement pour son épouse Adrienne. Elle a beaucoup de difficultés à se déplacer et a trébuché à plusieurs reprises pour venir prendre place. Elle est suivie pour la maladie de Parkinson. Avec l'âge, cette marche à petits pas s'est accompagnée d'une diminution de balancement du bras qui tremble et d'une difficulté à lever les pieds. On avait bien remarqué cela dans la maison de retraite : sa démarche un peu étrange et ses tremblements bizarres ! Déjà perturbé par ses problèmes d'incontinence, Roger se trouve confronté à une autre histoire, celle des troubles urinaires de son épouse.

Adrienne souffre d'une grande fréquence urinaire, d'impériosités mictionnelles et parfois de fuites. Elle est très embarrassée par ses fuites involontaires d'urine, accompagnées d'un besoin urgent et irrépressible d'uriner aboutissant parfois à une miction totale. Car elle se déplace mal et surtout pas assez vite, ce qui explique qu'elle redoute encore plus cette réunion que son époux.

L'une des filles d'une amie d'Adrienne et de Roger leur confie, ce qui les rassure malgré tout un peu :

– Ma mère de 78 ans a des troubles similaires liés à la maladie d'Alzheimer, elle ne contient plus rien. Ça lui gâche la vie. À la maison de retraite où elle est prise en charge, on me dit qu'on ne peut rien pour elle à cause de son traitement. Il n'y a vraiment rien à faire, car la pauvre doit aller aux toilettes tous les quarts d'heure… si elle a la chance d'y arriver à temps, ce qui n'arrive quasiment jamais. Que faire ?

Roger, qui a du bon sens, lui répond :

– Si votre maman n'a plus du tout sa tête, le contrôle de sa vessie est impossible. C'est comme pour mon épouse, parfois des médicaments peuvent être prescrits pour diminuer la fréquence de ses fuites.

– De quels types de médicaments parlez-vous ?

– Des médicaments qui doivent calmer la vessie. Beaucoup sont sur le marché, ils sont efficaces mais ont souvent des effets secondaires.

– Et Adrienne, a-t-elle pu les prendre sans inconvénients ?

– Non. Les effets indésirables l'ont amenée à arrêter son traitement. Elle avait vraiment trop d'inconvénients avec la sécheresse de la bouche, la constipation, et surtout des troubles oculaires.

– Et alors, a-t-elle pu modifier son traitement ?

– Notre généraliste nous a dit que de nombreux autres médicaments pouvaient être utilisés en cas d'intolérance : antidépresseurs, anti-inflammatoires et antispasmodiques. Bien sûr c'est moins efficace, mais au moins son incontinence est plus supportable.

– Il y a quelques pensionnaires que je connais dans notre établissement, dit René, dont certains ont une maladie de Parkinson, qui disent que leur vessie, qui leur posait bien des soucis, les dérange beaucoup moins avec les médicaments dont vous parlez.

– Oui je sais, dit Roger, que quelques compagnons de l'établissement ont été vraiment améliorés par les anticholinergiques mais à faible dose et à posologie progressivement croissante afin de réduire leurs effets secondaires. Mais chez Adrienne, les troubles cognitifs en ont limité l'usage.

– Savez-vous que certains gériatres sont plus spécialisés dans la prise en charge des troubles urinaires à type incontinence chez les personnes âgées ? J'ai récemment lu dans un magazine de ma caisse de retraite qui parlait d'incontinence – une belle perspective pour les futurs retraités – un article qui pourrait sûrement vous intéresser !

– Que disait cet article ?

– Dans une clientèle gériatrique, certains médicaments pour la vessie hyperactive demeurent limités compte tenu des effets secondaires. Des études sur l'utilisation de la stimulation électrique ont été publiées récemment avec des résultats prometteurs. Il s'agit d'une application d'un courant à l'aide d'une électrode collée sur la cheville. Cette méthode semble efficace, simple, et peu coûteuse. Reste à confirmer ces résultats à long terme.

– On ne m'a jamais parlé de cela pour Adrienne et même je ne connais pas de personnes qui ont été traitées par cette technique. Par contre, je pense à ma petite-fille qui est venue passer ses vacances avec son bébé et qui nous a fait rire en venant un matin déjeuner avec une culotte un peu spéciale, son « sexy panty ». Elle nous a dit : « T'inquiète papy, avec cette culotte électrique, plus besoin de faire mes exercices, l'appareil le fait pour moi, un vrai gain de temps ! »

Roger et René s'interrompent et, sans hésiter une minute, René s'exclame :

– Une révolution pour les maisons de retraite ce nouveau produit, vous êtes d'accord ?

Roger, qui était dans les affaires, dit :

– Si j'étais plus jeune, vu le nombre croissant de personnes âgées en institution, c'est dans une telle société que j'aimerais travailler !

Et René reprend :

– C'est incroyable, et on peut dire que l'incontinence est un fléau souvent tu par pudeur et par résignation. Comment trouver des solutions autres que palliatives pour améliorer la qualité de vie ?

– Chez la femme, on utilise plutôt des couches. Si ces palliatifs doivent être au maximum évités, c'est parce qu'ils sont un facteur de détérioration de la qualité de vie et qu'ils favorisent l'évolution vers la dépendance. On pourrait donc imaginer que dans les maisons de retraite on utilise le procédé dont a parlé ma petite-fille : la culotte électrique.

– Vous voyez cela comment, Roger ?

– À la place des couches, on pourrait imaginer des appareils de stimulation à la disposition d'agents hospitaliers et chaque mamie incontinente pourrait être traitée individuellement. Ce serait plus efficace que le port de protections qui en fait représente des palliatifs plus qu'un traitement. On peut donc espérer que bientôt, avec ce type de traitement simple, on va pouvoir améliorer la vie de ma pauvre épouse, et toutes ces femmes incontinentes qui sont vraiment gênées et attristent leur famille. Je suis certain, dit Roger, qu'avec le vieillissement nos muscles perdent de la tonicité et s'atrophient. Cela doit avoir les mêmes effets négatifs sur la sexualité qui dépend aussi des muscles du périnée. Pourrait-on imaginer qu'avec cette culotte électrique, on puisse redonner de la vigueur à ces muscles ? Ce serait une belle avancée pour nous qui sommes encore, par ailleurs, en bonne condition.

– À ce sujet, on est vraiment satisfaits de pouvoir participer à des cours de gymnastique dispensés par une intervenante extérieure, très sympathique et plutôt mignonnette. Je ne manquerais pour rien au monde ces cours qui nous font autant de bien au corps qu'au moral. Il est vrai que nous les hommes encore en bon état, malgré les soucis que l'on a rencontrés avec notre cancer de la prostate, ne sommes pas gâtés avec les pensionnaires. Les femmes de la résidence sont vraiment un peu rabougries comme des vieilles pommes et ne donnent pas envie de les séduire. Heureusement que l'on est entourés par du personnel jeune et très sympathique, mais on sait déjà que c'est une cause perdue d'avance ! En tout cas, cela donne un peu de stimulus et on se rend compte que si on rencontrait une belle septuagénaire encore aguichante, cela pourrait fonctionner…

Justement, une mamie « moderne et rock'n'roll », Solange, vient rendre visite à des proches et est désespérée de voir ces personnes âgées, pas en très grande forme et surtout un peu tristes. Il est certain que, pour ses 72 ans, elle en paraît dix de moins et est très active, dynamique et, comme on dit, « elle pète le feu » bien qu'elle ait perdu son second époux il y a trois ans. C'est une veuve joyeuse, très drôle, une vraie mamie branchée mais toujours un peu agitée. Ce soir, la maison de retraite est en joie car on va fêter un anniversaire. Elle est bien décidée à s'amuser et à danser. Elle n'avait pas coutume de le faire car ses précédents époux n'étaient pas de bons danseurs. Par contre, ils étaient des hommes généreux qui l'avaient beaucoup choyée et ils avaient réalisé tous ses caprices. Aussi, elle s'était dit que peut-être son prochain compagnon serait plus fun et surtout un excellent danseur. Quel fut son étonnement lorsqu'on lui présenta René, un bel homme, élégant, qui venait l'inviter à danser. Il était certes un très bon danseur et l'entraînait dans des valses et des tangos argentins, ce qu'elle adorait. Quelques éblouissements, quelques coupes de champagne et ce fut une fin de soirée comme elle ne l'aurait jamais imaginée après trois années de veuvage : l'extase septuagénaire ! On aurait pu s'attendre à des difficultés en raison d'une évanescence du désir, et de la crainte de douleurs lors de la pénétration. Pour Solange, rien de tout ça, rien que du bonheur !

Aussi cette rencontre inespérée comblait René qui commençait à désespérer de rester seul, et lui qui était un grand séducteur ne pouvait pas imaginer terminer sa vie dans une maison de retraite sans activité sexuelle. C'était donc fait, il avait croisé sur son chemin, ou plutôt dans ses bras en dansant, Solange. Il se demandait s'il pourrait tenir le rythme et décida de consulter son médecin de famille. C'est donc certain, il lui demanderait les petites pilules bleues dont ses copains étaient grands consommateurs mais dont lui n'avait pas encore eu besoin. Ainsi, avec cette petite aide, il donnerait encore plus de satisfaction à sa nouvelle amie qui augmente les visites à ses proches mais dont Roger a bien compris la manœuvre !

# 3

# Randonnée et bivouac

## Les addicts du trekking

Faire du trekking, c'est effectuer une longue randonnée à pied. C'est partir à l'aventure. Une aventure au sens d'une destination lointaine qui brise la routine et les habitudes, expose le trekkeur au dépaysement, lui fait voir autre chose, l'oblige à regarder autrement et à vivre différemment.

Le trekking, c'est plusieurs heures de marche quotidienne s'étalant sur plusieurs journées consécutives. La plupart des gens préfèrent ne pas randonner seuls, mais il n'est pas toujours facile de trouver quelqu'un pour vous accompagner. Alors Cécilia avec son ordinateur s'est rendue sur des forums « rando trekking ». Elle a pu très facilement s'intégrer à un groupe dont elle ne connaissait pas les membres avant de partir.

Soit ! Elle avait vraiment envie de faire son trekking et avait confiance dans le site qu'il lui avait été recommandé. La voilà partie, le paysage est tellement beau qu'elle en oublie la fatigue. Il faut savoir qu'en traversant les torrents, le contact de l'eau froide peut être fatal à la continence.

J'espère ne pas être obligée de me lever plusieurs fois dans la nuit et déranger toutes les copines pour aller me soulager à la belle étoile, se disait-elle le soir en s'endormant.

Comme elle ne pouvait pas cacher sa gêne, elle évitait de boire le thé du matin mais elle était quand même obligée de boire de l'eau pour éviter de se déshydrater. C'est alors que l'une des filles, qui avait observé son manège, se mit à faire cette confidence.

– Pour dire la vérité, c'est aussi un peu comme ça pour moi, dit Pascale. Je suis surtout sensible au changement de température et à certaines boissons. Quand tu as cherché un endroit tout à l'heure, j'ai pensé que c'était tous les verres d'eau que tu avais bus qui faisaient effet. Car pour moi, deux coupes de champagne, un verre de jus d'orange bien frais et surtout le café que l'on boit toute la journée au bureau, c'est *illico presto*, je dois courir aux toilettes. Mais ce qui est vraiment problématique, c'est l'incidence que ces troubles urinaires avec des envies impérieuses ont comme retentissement dans mon travail. Je suis caissière dans un grand magasin et je dois quitter ma caisse en demandant à l'une de mes collègues, qui est dans la confidence, de bien vouloir me remplacer 5 minutes plusieurs fois par jour.

– Cela te pose-t-il vraiment un problème dans ton travail ?

– Oui, car ce petit manège a vite été découvert par le sous-directeur qui m'a d'abord fait des remarques puis convoquée. En fait, il pensait que je quittais mon poste pour aller fumer dans la réserve.

– Que s'est-il passé ?

– Une fois dans le bureau du gérant, j'ai fondu en larmes. J'ai expliqué que j'ai besoin d'aller aux toilettes entre huit et dix fois dans la journée. Je ne peux rester à ma caisse plus d'une heure maximum, c'est la raison pour laquelle je me fais remplacer. Il ne faut pas m'en vouloir, je ne veux pas perdre mon travail.

– Tu as fait quelque chose pour résoudre ce problème ?

– Oui. J'ai consulté mon gynécologue puis un urologue qui m'a demandé de tenir un calendrier urinaire.

– Je connais le calendrier des postes, le calendrier des sapeurs-pompiers et le célèbre calendrier des Chippendales mais pas encore le calendrier urinaire !

– Comment cela se présente, on doit l'afficher derrière la porte ? Non, je rigole, alors c'est quoi ?

– On dit « calendrier urinaire » ou « catalogue mictionnel ». Ce recueil de données a pour but d'étudier le plus précisément possible le « fonctionnement de notre vessie » dans la vie quotidienne. Il faut le faire sur trois jours et noter l'heure de chaque miction en commençant par la première miction du matin, mesurer la quantité de chaque miction, noter ce que l'on boit et enfin signaler s'il se produit des « accidents de fuites ».

– Un vrai devoir à faire, il faut avoir du temps ou être vraiment gênée par sa vessie.

– C'est certain, mais quand on a un tel souci depuis longtemps, on le fait d'autant plus que ce n'est pas douloureux, juste un peu ennuyeux. C'est à partir des informations fournies et analysées de ce calendrier urinaire, que l'on a pu mettre en place des mesures hygiéno-diététiques et une rééducation de la vessie.

– Tu n'avais pas de médicaments à prendre ?

– Si, comme mes symptômes persistaient, on m'a prescrit des médicaments qui ont calmé ma vessie un peu nerveuse, comme moi ! Il est dit sur la notice de ces médicaments anticholinergiques qu'ils réduisent les spasmes du détrusor (muscle de la vessie) et augmentent sa capacité. Bien sûr, il ne faut pas lire la liste des effets secondaires et des contre-indications ! Je vais vraiment mieux depuis et j'ai diminué les doses et les prises sont maintenant espacées.

– Tu prends tes médocs à ta convenance, car tu as repéré les circonstances qui te dérangent ?

– Oui, comme je vais franchement mieux avec mes pilules antistress de vessie, mon généraliste m'a conseillé de prendre un comprimé trente minutes avant le début d'une journée agitée.

– Qu'est-ce que tu veux dire par là ?

– Un rendez-vous pas évident, un concert, un cinéma, un voyage en avion, en fait chaque épisode de ma vie qui peut me stresser et donc me faire aller aux toilettes. Ainsi, je gère parfaitement bien la situation : c'est génial !

– Moi, dit Cécilia aux copines de « rando », j'ai une anecdote à vous raconter. En vacances, je vais toujours dans un club chic où on peut faire des rencontres plutôt haut de gamme. Même si c'est un peu hors budget, je préfère encore partir moins souvent mais dans de très bonnes conditions. J'avais sympathisé après quelques jours avec une très belle femme, une bombe, un canon comme disent les hommes. À ce sujet, tous les mecs célibataires, pas qu'eux... la draguaient car les hommes mariés lui faisaient une cour assidue.

– Jusque-là, je ne vois pas le problème avec la vessie !

– Pas de panique ! J'y viens. Je vous passe les détails de notre rencontre puisque vous êtes pressées. Cette magnifique femme est l'assistante personnelle d'un P-DG d'une des entreprises du CAC40, mais elle n'a pas voulu dire le nom de son boss, très connu. Bras droit du manager, elle assure l'assistanat de l'ensemble de l'équipe et de son directeur : gestion des agendas, préparation des documents, organisation de réunions et de déplacements. Véritable relais, elle assure l'interface avec des interlocuteurs à l'international. Justement, l'histoire de son problème commence au cours d'une réunion avec son patron, le gratin des hommes d'affaires et la fine fleur des journalistes de la presse économique. La séance n'en finit pas. Comme toujours, elle doit être à ses côtés pour prendre les notes, lui rappeler les séquences de la réunion. Mais cette fois-ci, ça dure, ça s'éternise et les cafés en plus des jus d'orange, qu'elle ne pouvait pas refuser en première partie de séance plénière, font leur effet... une inondation qui apparaît dans ses sous-vêtements. Heureusement, elle le ressent mais comme nous sommes en juin dans un hôtel de la côte d'Azur, elle est vêtue d'une robe blanche. Quelle idée quand on connaît le risque encouru ! Elle le savait mais cette fois-ci son patron lui avait demandé de s'habiller en clair, elle qui portait toujours des couleurs foncées, et pour cause... Le comique de la situation est qu'elle a quitté les lieux en marchant à reculons pour s'extirper le plus discrètement possible et se rendre aux *ladies room*. Elle m'a dit avoir enlevé sa culotte, l'avoir lavée dans le lavabo en espérant qu'aucune cliente de l'hôtel ne s'y rende à cet instant-là. Une fois cette tâche terminée, elle a séché sa culotte en soie, en utilisant le sèche-mains mural. Enfin, elle est remontée pour rejoindre les membres de la réunion mais fut vraiment confuse quand son patron lui a dit qu'on l'avait cherchée partout. Ne l'ayant pas trouvée, on avait fait une annonce au micro... la honte !

– Au point où nous en sommes, dit Catherine, la troisième coéquipière, je vais vous raconter une histoire qui m'est arrivée dans des circonstances peu banales. Il est assez fréquent que je me trouve dans l'obligation de quitter mon bureau tard le soir, raisons économiques obligent… Il se trouve que mon domicile est situé à distance de la station du RER. Bien que ma ville n'appartienne pas aux zones de sécurité prioritaire ni aux cités à risque, il m'est arrivé de me faire agresser à plusieurs reprises, surtout ces derniers temps. Fort heureusement, je n'ai pas subi de dommage corporel, juste quelques bleus sur l'épaule dus au fait que j'ai protégé un bien précieux : mon sac en bandoulière. Cependant, une fois, j'ai eu tellement peur, comme on dit « la trouille au ventre », cette frayeur avait été telle que, oui, j'ose vous le dire, « j'en ai pissé dans ma culotte ». Comme j'avais déjà fait un bout de chemin, j'ai hâté le pas pour me changer au plus vite. Ma coloc paraissait bouleversée de me voir dans cet état et s'est mise à me serrer dans ses bras comme si je revenais d'un autre monde. Je savais que le fou rire pouvait entraîner des fuites, mais pas la frayeur. Remarquez bien que lorsqu'on gronde son animal préféré, il n'est pas rare de le voir faire ses besoins sur le beau parquet ciré la veille !

– Tu as quand même eu de la chance : une agression physique peut entraîner des lésions ou des blessures (hématomes, griffures, plaies, fractures…) plus ou moins graves, pouvant nécessiter une prise en charge médicale ou une intervention chirurgicale. Rien de tout ça, juste un panty mouillé, ce n'est pas cher payé !

– Je suis d'accord avec vous, les filles. Mais quand même, deux fois humiliée dans la journée, ce n'est pas anodin : agression et fuites, c'est trop !

– On t'écoute, mais on reste un peu sur notre faim, vite la suite !

– Très angoissée à l'idée de connaître une nouvelle mésaventure, je voyais deux solutions : déménager ou trouver une option salvatrice.

– As-tu déménagé ? Mais c'est vrai, c'est plus facile à dire qu'à faire !

– Eh bien, non. Sur les conseils de mon ex, avec lequel je garde de très bonnes relations, j'ai fait une recherche sur Internet à propos des élevages de chiens. Pas le toutou à sa mémère qui fait des mamours à sa maîtresse, mais des vrais, des costauds, des méchants qui impressionnent. Pour assurer la protection de leurs maîtres ou la garde de leur maison, certaines races de chiens peuvent se révéler très efficaces. Cependant, cela suppose de les éduquer correctement.

– Mais, je rêve, tu as décidé de faire l'acquisition d'un chien en te rendant avec ton ex dans un élevage ? Tu aurais mieux fait de déposer plainte à ton commissariat, c'est plus facile et moins coûteux !

– Je l'avais fait mais cela n'a rien donné, en dehors du temps passé et des questions un peu « limites » que l'on m'a posées. Franchement, je me demandais si on ne me prenait pas pour une allumeuse. Alors, j'ai préféré une méthode plus dissuasive. Nous avons donc visité les élevages pour les types de chiens, tels que pitbull, doberman, beauceron, dogue argentin, rottweiller… Nous avons finalement porté notre choix sur une femelle rottweiller, qui avait 1 an et ne pesait que 40 kilos. On nous a rassurés en nous disant qu'elle avait atteint son poids maximum, ouf ! Et qu'elle était câline, voire affectueuse avec… son maître. Tout ce que nous souhaitions. Je suis certaine que vous n'imaginez pas la suite de l'histoire...

– Si, on se doute que tu vas rechercher avec ton « Rott Justicier » la terreur du quartier, pour lui donner une leçon, n'est-ce pas ?

– Évidemment. Ces types-là ne sont pas très malins et reviennent toujours « sur les lieux du crime » en pensant qu'ils ne seront jamais pris. Il suffisait donc de se rendre dans les rues étroites, sombres et le tour serait joué !

– C'était ton plan, pas mal pour une blonde !

– Accompagnée de mon justicier, j'attendais au coin d'une rue et soudain mon agresseur a surgi. J'étais prête à lâcher le fauve, quand je me suis rendu compte de la méprise que j'allais commettre : ce n'était qu'un tranquille citoyen, certes un peu bizarre et qui marchait à vive allure. J'étais à la fois chargée à bloc d'adrénaline, sur les nerfs, mais moins que ma chienne qui, elle, n'avait en tête que de venger sa maîtresse, en lavant son honneur. On sait bien que les animaux ressentent tout et elle faisait fusion avec moi : on l'avait choisie pour cela.

– Que s'est-il passé avec ta chienne protectrice en fusion avec madame ?

– Au moment où je la préparais à se lancer sur le méchant, comme on nous l'avait enseigné dans le club canin *agility*, en prononçant des mots magiques comme : « Au pied ! » puis : « Qu'est-ce que c'est ? », et enfin le fatal : « Allez, attaque ! », j'ai vite stoppé le départ du molosse en tirant du plus fort que je pouvais sur la laisse.

– Donc, si on comprend bien, comme tu as encore été effrayée, tu as vidé complètement ta vessie ?

– Oui et non ! Cette fois-ci ce sont des fuites que j'ai ressenties en résistant sur la laisse, chaque fois que je retenais ce corps d'athlète aux muscles puissants, les gouttes tombaient… Vous devez savoir que, dans les séances de training, on fait des exercices qui consistent à lancer le chien sur un mannequin, souvent le dresseur, harnaché d'une tenue de cosmonaute ou de gardien de hockey. Il doit être bien protégé contre la violence de l'attaque et la puissance de leurs mâchoires. Je vous apprends sûrement que ces chiens sont capables d'exercer une pression de 160 kilos par centimètre carré, ça fait froid dans le dos. Donc nous rejouons plusieurs fois ce scénario et, d'ailleurs, ce type de chien adore ce moment-là, mais pas ma culotte ! Je ne vous raconte pas les entraînements sur le ring où il faut courir en tenant son chien pendant qu'il passe des obstacles, saute, etc. Il faut soit une vessie vidée avant, soit un périnée d'enfer !

– C'est bien triste ton histoire, même si tu nous l'as racontée de façon cool. En effet, si tu te fais agresser, tu fuis par frayeur, si tu te défends, tu fuis en domptant ton rott : vraiment pas de chance ! Tu vois, il y a quand même une morale à cette histoire : promener le « toutou à sa mémère » dans les parcs gardés et rentrer plus tôt du boulot en marchant dans des avenues éclairées ! Bon, ne le prends pas mal, on compatit à ton malheur !

Aujourd'hui, la journée s'annonce magnifique et c'est une aubaine car les copines ont décidé enfin de faire de la vraie « rando ». Elles vont monter un col et faire un bivouac, avec leurs sacs à dos qui leur donnent une allure de sherpas. Leur campement temporaire dans un endroit peu ou pas aménagé, pratiqué en pleine nature, leur permettra sûrement de faire des activités de plein air (escalade, kayak, etc.) pendant le week-end. Et l'erreur la plus commune que l'on retrouve chez les débutants se lançant dans une randonnée de plusieurs jours, mais aussi chez beaucoup de randonneurs expérimentés, est d'avoir un sac trop lourd. Cécilia, Pascale et Catherine, pendant la préparation de leur randonnée, en mettant leur sac sur leur dos, avaient dit : « Oh, c'est lourd, mais ça va le faire ! » Comme pour beaucoup, leur sac va devenir leur pire ennemi au cours de cette randonnée, surtout pour le dos et encore plus pour le plancher pelvien. Certaines personnes remplissent un gros sac pour avoir plus de confort, mais le confort c'est de pouvoir marcher librement sans avoir mal au dos, les bretelles qui cisaillent les épaules et l'impression de perdre son équilibre à chaque pas. Et le principal pour celles dont le périnée est fragile, c'est de ménager sa monture !

Cécilia fait le point avant de décider vraiment la « rando » :

– Escalade avec corde de rappel de 70-80 mètres et baudrier chargé, petite pharmacie, une paire de chaussures d'approche et vêtement de sécurité qui peut vous sauver la mise en cas de chute sur le dos. C'est sûr que l'on doit tout considérer avant de s'embarquer, les filles !

– Et pour les chaussures, vous êtes au point ? demande Pascale.

– Dans un magasin spécialisé pour la montagne, le vendeur m'a donné quelques conseils sur la rigidité qui est fondamentale pour la tenue du pied et l'accroche en terrain montagneux, répond Cécilia. Un bon maintien avec une chaussure adaptée à notre pied, avec une tige haute, qui vient soutenir l'articulation de la cheville est essentiel. Maintien, accroche de la semelle, protection et imperméabilité sont à considérer avant votre achat, les randonneuses parisiennes !

Elles ont discuté des heures et des heures, suivi les conseils des vendeurs et de leurs collègues de bureau, tous accros à la montagne, et enfin les voilà prêtes pour leur première ascension.

Tout se passe comme prévu, avec le souffle qui manque, les douleurs musculaires, les crampes, la soif, mais ces difficultés ne ternissent en rien leur passion. La beauté du site, la découverte et les sensations sont telles que rien ne devrait assombrir ce tableau idyllique. Sauf qu'après une dernière montée un peu plus escarpée, Catherine, au périnée fragile, celle qui avait eu des fuites urinaires avec son chien le « Rott Justicier », est, semble-t-il, la plus mal en point du groupe et se met à se plaindre.

– Dites-moi si cela vous convient, je souhaiterais faire une pause, je n'en peux plus !

– On ne va pas s'arrêter maintenant, car le ciel est menaçant et un orage en montagne peut être la pire des choses. Vous le savez, en montagne, les orages sont particulièrement violents et représentent un risque important pour les randonneurs et les alpinistes. Si cela devait se produire, il faudra éteindre votre portable et vous éloigner de tout objet métallique, puis essayer de trouver un lieu offrant la meilleure protection. Alors tu peux avancer, ou on va être dans la panique bientôt !

– OK, c'est bon, mais doucement ! je sens que je suis gênée par une boule qui sort de mon vagin. Je m'en suis rendu compte lorsqu'on a escaladé les gros rochers tout à l'heure.

– Je ne comprends pas bien ce que tu nous racontes ?

– Quand je me suis agrippée à la corde et que vous m'avez tirée, j'ai ressenti qu'un corps étranger descendait. Comme je n'ai pas de tampon périodique, qu'est-ce qui peut bien descendre à votre avis ?

– Franchement, moi j'ai déjà envie de pisser très souvent et je me suis arrêtée plusieurs fois mais comme vous êtes toujours devant, vous ne l'avez même pas remarqué ! Alors, si en plus on a « quelque chose qui descend », tu parles d'un groupe de nanas randonneuses.

– Comme tu parais préoccupée, il me vient subitement une idée, mais saugrenue !

– Allez, lance-toi, car on est dans l'urgence !

– Toi qui es une femme moderne et toujours connectée, tu connais évidemment le selfie, cet autoportrait que tous les jeunes font avec leurs smartphones, lancé avec l'iPhone. Le selfie n'est pas autre chose d'ailleurs qu'un bon vieux *reverse*, autrefois on appelait cela un retardateur. Globalement, le selfiste s'autopromeut sous toutes ses coutures, antérieures, postérieures, jusqu'aux amygdales. Tu vois où je veux en venir ?

– Oui, je redoute le pire. Tu ne veux pas quand même que je fasse une photo de mon vagin ?

– Et si, comme cela, tu fais la photo debout sans ton sac à dos et tu verras si c'est une boule qui descend ou pas. Si c'est bien un truc qui dégringole, tu l'envoies en pièce jointe à ta gynéco en lui expliquant ce qui t'arrive.

– Tu as toujours plein d'idées nouvelles, Patricia, mais celle-là, elle n'est pas banale. Chiche, je vais, dès que l'on sera au sommet, me trouver un petit coin entre les sapins et faire le cliché du siècle : mon vagin debout dans l'air pur des montagnes. Je vous tiendrai au courant...

Quelques heures ont passé et le verdict est tombé :

– Un prolapsus, déclare Catherine, la voix angoissée et serrée. Remarquez, je m'en doutais un peu mais à mon âge, sans faire de l'humour, ça me fout les boules !

– Est-ce que c'est ta gynéco qui te l'a confirmé après ta surprenante photo jointe à ton SMS, ou plutôt ton SOS !

– Oui, elle est super sympa et rassurante. Elle m'a dit qu'il n'y avait rien de grave et que je pouvais terminer cool la « rando », mais en portant moins de charge. Je compte sur votre compréhension pour répartir les affaires entre vous, mes deux copines. Solidarité oblige. Une fois que je serai rentrée, des examens m'attendent. Alors j'espère que vous allez tenir le coup pour la descente, et l'handicapée du périnée vous remercie d'avance !

# 4

# Salle de fitness

## Les accros du sport

Pratiquer désormais le fitness dans les meilleures conditions en alliant confort, convivialité dans des salles entièrement climatisées et bien structurées en plusieurs espaces d'entraînement, est devenu une nouvelle tendance. Un très beau plateau de cardio-training baigné de lumière naturelle, un vaste espace de musculation, un espace circuit training et un espace détente avec des distributeurs automatiques, est devenu monnaie courante. Dès l'ouverture, avant d'aller au travail, pendant les heures de déjeuner mais surtout le soir après une dure journée, ces salles sont bondées. Beaucoup de très jeunes femmes, sportives, mais parfois un peu en surcharge pondérale, se sont mentalement préparées à la souffrance physique. Elles sont le plus souvent réservées et peu enclines au dialogue et aux conversations : on est là pour faire du muscle, transpirer et sentir les palpitations d'un cœur qui souvent souhaiterait bien ralentir le rythme. On ne salue pas, on ne discute pas, on bosse !

Ce devrait être un lieu de rencontres, de discussions avant ou après les entraînements ou les compétitions, comme on peut le constater avec certaines activités et principalement le golf. C'est le sport pour lequel la durée des commentaires est proportionnelle à la longueur du parcours et du nombre de pas. On se complaît dans les discussions sur ce que l'on a fait ou pas fait, ce que l'on aurait dû faire, mais c'est toujours convivial et de bonne convenance.

Dans les salles de fitness, c'est comme à l'armée, on ne discute pas, on est là pour en baver et amortir son abonnement. Il arrive cependant qu'un coach vienne à votre rescousse lorsque vous vous aventurez sur un appareil difficile avec des boutons qui s'allument partout. La nouvelle tendance est le « cardio-quelque-chose » qui vous transforme un client en patient de cardiologie sous contrôle. Ce ne sont pas les accessoires qui manquent. Quand vous courez, vous pouvez opter pour la montre cardio-fréquence ou le bracelet avec capteur de fréquence cardiaque. Dans l'attirail de la parfaite adepte du running, on retrouve la tenue de sport, le bracelet connecté, sa paire de baskets préférée. En outre, bon nombre de sportives en général et de joggeuses en particulier ne peuvent pas se passer de musique lorsqu'elles font du sport. Car il n'y a rien de tel que des morceaux endiablés pour se dépasser, disent-elles, garder le rythme et se donner un petit regain de motivation quand les muscles commencent à souffrir. Il y a aussi des playlists « spécial running » qui proposent des musiques adaptées à la foulée. Certains sites Internet prisés des jeunes, dont notamment le site Spotify, sont très écoutés et sont appréciés pour leurs chansons, leur rythme. Ces playlists sont issues des « top hits mondiaux » et suivent la logique d'un entraînement en trois temps avec échauffement, séance et récupération. Actuellement pour nos joggeuses, c'est le morceau « Roar » qui est classé numéro 1. Il est chanté par la très belle et sexy Katy Perry. Incroyable coïncidence, cette célèbre pop star a confié aux médias qu'elle avait connu des problèmes d'énurésie dans son enfance. Maintenant, elle fait un tube pour rendre les sportives accros du jogging incontinentes ! Se vengerait-elle ? Ne soyons pas surpris de l'absence de communication et de dialogue avec un tel programme musical !

Les jeunes cadres dynamiques, en sautant leur déjeuner ou très tard le soir, arrivent en costumes chics à la coupe impeccable « slim » adaptée aux nouvelles tendances et aux variétés de tissus aux dessins intemporels de tailleur anglais avec goût italien, prince-de-galles, alpaga, pied-de-poule. Le pantalon style fuseau, la pochette tellement petite qu'il faut avoir consulté son ophtalmo avant de la distinguer, sans oublier les chaussures aux lacets de couleur, tellement pointues qu'on est content de mettre enfin ses chaussures de sport. La mode actuelle pour les accros du jogging ou du fitness est de se rendre dans les magasins avec enseigne très connue dont deux sont en grande concurrence sur ce créneau pas encore trop porteur. À peine avez-vous franchi la porte qu'une jeune vendeuse musclée, plutôt mignonne, se précipite vers vous et vous propose des tests. Même si vous êtes, ce jour-là, prêt à un entretien d'embauche et habillé pour la circonstance, cela n'a pas d'importance, vous allez relever le bas de votre pantalon et chausser les dernières « running shoes » amorties et vous mettre à courir sur le tapis de course du magasin. Mais l'astuce commerciale est de vous proposer de filmer l'impact de votre pas et la position de la cheville au contact du sol. Alors que les gouttes commencent à perler sur votre front, que vous sentez que la sueur va bientôt faire son apparition sur votre corps et que vous imaginez déjà la DRH dans le bureau d'embauche, la charmante conseillère vous fait quelques commentaires. Bien entendu, on commence par vous rassurer et même par vous complimenter sur votre excellente condition physique alors que vous venez de courir trois minutes, et puis la sanction tombe : vous courez en pronation, une véritable anomalie qu'il va falloir corriger. Comme vous êtes convaincu que votre foulée est belle à voir, vous ne pouvez pas imaginer que la filmer à 50 centimètres au ras du sol, c'est affligeant, la honte. Alors vous n'hésitez pas une seconde, il faut s'équiper et épater les copains que vous allez retrouver dans le parc du jogging dominical. Comme la charmante vous avait repéré dès l'entrée du magasin, et que vous étiez le bon gogo qu'elle attendait, elle ne s'arrête pas là, elle vous confie à son collègue le spécialiste des chaussures sur mesure. Cela ressemble à celles que l'on vous avait proposées dans les magasins de vente de montagne : les chaussures moulées à votre pied qui épousent les formes. Mais quand le vendeur vous avait donné le prix, vous aviez renoncé au confort douillet des chaussures pour une semaine d'utilisation par an, les bonnes années. Le vendeur, bien entendu marathonien, vous annonce tout de suite que dorénavant les chaussures sont choisies en dehors du maintien et du confort, également sur leur look, on appelle cela des « running shoes » personnalisées avec deux grandes marques qui sont elles aussi… en compétition. Il n'est pas exclu qu'un jour arrive sur le marché du jogging la chaussure antifuites, celle qui amortit toutes les pressions, tellement « low impact » que votre périnée n'est plus sollicité, la vessie plus stimulée : un vrai bonheur pour les joggeuses !

Dans cette atmosphère un peu dédaigneuse des clubs de fitness chics parisiens mais qui, au moins, ne sentent pas la transpiration dès que vous franchissez la porte, une femme sourit en entrant dans la salle et salue l'assistance. On est étonné de son attitude qui contraste avec le « Je ne vous connais pas » ou « On n'a jamais été présenté ». La nuit commence à tomber dehors, et les membres du club se font de plus en plus nombreux : c'est l'heure du rush. Cette souriante et élégante femme de la cinquantaine se nomme Laure. Elle arbore un très beau sourire de femme qui devrait exercer une profession de relations publiques ou tout simplement être dans le commerce. Elle marche avec fière allure et se dirige avec empressement vers le vestiaire, sous le regard plein de désir des « Monsieur Muscles » toujours avides d'aventures. Mais, bien souvent, ce groupe de types super musclés, les pros de la gonflette, se regardent constamment dans la glace, se font plaisir en augmentant la charge avec des poids dont vous ne pouvez même pas imaginer qu'on puisse les soulever. Les femmes les intéressent moins que les machines à muscler.

Laure qui, bien qu'à la recherche d'un compagnon, le sait, passe vite son chemin pour retrouver son groupe d'accros de la salsa.

Cependant, les habituelles vieilles filles de la salle, en train de pédaler, à moitié couchées sur leur vélo, s'empressent de chuchoter au passage de la sculpturale Laure.

– Toujours aussi maquillée et habillée sexy, elle doit être divorcée et se remettre en forme pour une nouvelle aventure, ce n'est pas comme nous.

Elles ajoutent avec ironie et surtout une pointe de jalousie :

– Elle est mince et vraiment bien foutue, mais remarquez, c'est normal avec la gym et le jogging qu'elle fait trois fois par semaine.

Très vite, dans le vestiaire, elle se change et revient avec une tenue de sportive branchée bien ajustée au corps et fluo comme il se doit, ce qui accentue sa cambrure et la rend encore plus sexy.

– Alors, toujours aussi belle et en forme ? dit l'une d'entre elles à Laure.

– Vous savez, ce n'est pas si évident, mais je fais de mon mieux pour rester en condition, des fois que je rencontre un nouveau prince charmant !

Pour faire des rencontres, en dehors des sites Internet, il y a la danse dans les endroits branchés. Elle a fait les deux car cela fait plusieurs mois qu'elle est seule, très occupée par son travail. Comme ces deux possibilités de rencontres ne lui ont apporté aucun contact, ou seulement quelques aventures sans lendemain, elle a opté pour un autre plan : la salle de fitness !

Laure vient s'asseoir à côté de Cécile, une jeune accouchée qu'elle a déjà croisée à plusieurs reprises dans la salle. Elle pratiquait la méthode Pilates pendant sa grossesse et Laure l'avait encouragée à faire des exercices pour rester en forme.

– Je ne vous ai pas revue depuis votre accouchement, ça va bien depuis ?

– Cela pourrait être mieux, mais honnêtement après plusieurs séries de rééducation du périnée, je ne vais pas si mal que ça ! J'ai bien suivi les conseils du gynéco et du kiné qui m'ont recommandé de poursuivre l'entretien de mon périnée car je souhaitais reprendre le fitness et le jogging.

– Que faites-vous maintenant ? lui demande Laure, curieuse.

– Je fréquentais la salle de fitness avec assiduité, mais depuis que j'ai repris mon job qui me prend beaucoup de temps, je suis moins dispo pour venir m'entraîner plusieurs fois par semaine. Aussi, j'ai fait l'acquisition d'un appareil pour stimuler mes muscles à la maison et comme j'ai moins de temps avec le bébé, c'est vraiment pratique et, surtout, je ne me culpabilise pas : je fais une activité…

Laure lui dit :

– Moi aussi j'ai acheté un appareil de « stim » super qui tonifie et renforce mes muscles et répond à tous mes besoins : un ventre plus plat, un fessier galbé. Cet appareil propose une solution simple et efficace pour redessiner et raffermir l'ensemble de mes muscles fessiers en profondeur. Est-ce du même genre ?

– Oui, ce doit être semblable. Je sais que ces appareils existent depuis longtemps et ont beaucoup de succès. Mais en plus, j'ai fait l'acquisition d'un appareil de stimulation pour mon périnée, fondé sur le même principe. Ce sont des électrodes collées que l'on dispose sur les cuisses et les fesses. Avec cet appareil, je peux entretenir les résultats, je peux me traiter à ma convenance (à la maison, en voyage ou durant les déplacements pros). Surtout, je peux poursuivre mes activités sportives, bien sûr « low impact », sans souci : une séance de sport et une séance de périnée, le tour est joué !

– C'est énorme ! En fait, c'est du fitness du périnée.

– Exactement. D'ailleurs, sur la plaquette de cet appareil, l'accent est mis sur les femmes jeunes, dynamiques et sportives, toutes les nouvelles nanas branchées. Cela fait du monde, surtout dans nos grandes villes où l'on ressent le besoin d'être belle, performante et « to be fit ».

– Mais c'est ce nouvel appareil dont on parle tant, avec lequel on fait sa gym du périnée, cool, allongée pour continuer à lire, à bosser sur son ordi. Franchement, tonifier son périnée deviendrait-il un vrai plaisir ?

– J'avais aussi un autre souci. Avant l'accouchement, mon mari et moi étions des accros de la danse, surtout du rock, et plus récemment de la salsa. Vous avez compris ce que je veux dire. Un cauchemar lorsqu'il m'a dit : « Ma chérie, quand as-tu l'intention de reprendre notre passe-temps favori ? » Les fuites étaient telles que je devais me protéger chaque fois que l'on se faisait plaisir, mais j'aime tellement cette activité que je ne voulais pas y renoncer. Heureusement, en redoublant les séances de « stim » avec mon panty électrique, j'ai vraiment amélioré la situation et maintenant on s'éclate en soirée. Il est fier de me voir danser, car franchement je ne suis pas mal du tout. J'arrive maintenant à me lâcher et à être vraiment moi. Je revis !

– Vous savez, Cécile, insiste Laure, vous faites bien de vous en occuper, car moi quand j'ai accouché, avec ma boutique de vêtements que je venais d'ouvrir, je n'avais pas eu le temps de m'occuper de moi et, en plus, j'ai vraiment fait une impasse sur le périnée.

– Pourquoi vous me dites tout cela ?

– Pour vous faire une confidence, je viens de changer de gynécologue parce que avec celle qui me suivait depuis tant d'années on discutait plus de chiffons que de périnée ! Ce n'est pourtant pas faute de lui avoir dit à chaque visite : vous savez Doc, quand je rentre du travail après une dure journée où il a fallu porter des cartons, j'ai une pesanteur, une lourdeur vaginale. Ne parlons pas des lundis où je fais la tournée de mes fournisseurs et ramène souvent de la marchandise. C'est une boule que je ressens au niveau du vagin en rentrant le soir. La nouvelle gyneco que je viens de consulter

en lui parlant tout de suite de mon problème m'a examiné et après quelques instants, sans aucune hésitation, a confirmé mon impression en me disant : « Madame, vous avez bien un prolapsus ou, si vous préférez, une descente d'organes !
– Une descente d'organes ? j'ai demandé, horrifiée. Mais c'est une maladie de vieille femme, on savait dans la famille que ma grand-mère devait mettre un pessaire, je crois que c'est un anneau qui supporte les organes, quelle horreur ! J'espère que je ne vais pas en arriver là ! »

Laure, pour refaire sa vie après son divorce, s'était donc dit que l'on devait se donner une deuxième chance de rencontrer une nouvelle âme sœur pour reformer un couple heureux.

– J'y crois et je vais faire tout mon possible pour être au top lorsque je rencontrerai l'homme providentiel. Comme je faisais déjà de la danse quand j'étais jeune, j'ai une bonne base. Mais c'est bien différent à présent, c'est une véritable arène où plein de jeunes courent sur des tapis avec le micro-casque bluetooth de leur smartphone.

– Vous étiez inscrite dans une salle tendance, avec les dernières nouveautés, je suppose ?

– Oui, comme je travaille beaucoup et que je rentre tard le soir, il a bien fallu faire un choix. J'ai décidé de mettre les bouchées doubles et après quelques jours sur le traditionnel tapis de course, qui est l'incontournable appareil des salles de remise en forme, je suis passée à des programmes fun, qui vous donnent la pêche, enfin… pas dans les premières séances. Une salle super ! Dans mon ancien club, on offre aux adhérents plus de quarante activités sportives et de remise en forme. Dès l'inscription, on nous remet un planning de ministre avec toutes les activités. Il faut demander un congé à son boss pour commencer à tester les activités regroupées en « challenge body ». Après il faut prendre sur ses RTT pour s'y mettre. Il me faut déjà un lexique pour me familiariser avec les exercices aux noms bizarres (le gainage, l'avion, le pont, les fentes) mais aussi improbables (squats, dips, crunchs...).

– Vous avez fait tous les mouvements qui sculptent votre corps en privilégiant ceux pour le ventre, les cuisses et surtout les fessiers. Est-ce que tous ces exercices pour transformer la silhouette ne transforment pas aussi votre périnée en un plancher effondré ?

– Cécile, c'est une bonne question de la part d'une femme qui connaît le problème. Je me suis vite rendu compte que certains étaient horribles pour mon périnée. C'est simple, chaque fois que c'est pour avoir des muscles « en béton » ou une silhouette « de gazelle », ça vous met le périnée à plat !

– Si vous me disiez les plus redoutables, je gagnerais du temps et cela m'éviterait de refaire des séances de périnée !

– Les squats avec les jambes bien écartées, la posture du chien tête en bas, le grand écart facial et les crunchs jambes relevées. Mais ce ne sont pas les pires, car maintenant on propose des activités dites « HITT » qui nous viennent une fois de plus des States : *high intensity interval training*. Déjà, on a compris que ça ne va pas rigoler car on mélange cardio et renforcement musculaire sur de courtes périodes avec le *cycling indoor* (on pédale en avant, en arrière avec des sprints et en musique), le *cross fit* (terme désignant une méthode de conditionnement physique, de type entraînement croisé), le dernier « MILLS GRIT™ » (haltères et steps pour amener l'entraînement au niveau supérieur en 30 minutes). J'avais oublié, et pourtant au début je les ai pratiqués : le *body attack* (sauts, fentes, squats sautés), le TRX (sangles élastiques avec des suspensions). Je ne vous raconte pas, Cécile, le « POUND™ », surnommé par le *New York Times « the rock star of the fitness world »*, dernière tendance fitness, venue directement des États-Unis (cours rythmé de 45 minutes, mix de percussions, danse et cardio sur une musique d'enfer).

– C'est donc avec toutes ces nouvelles méthodes que vous avez obtenu ce corps sculptural, une silhouette de rêve, et même de pouvoir vous défendre si un homme vous manque de respect ?

– Eh oui Cécile, il me fallait développer les principaux groupes musculaires et mettre mon métabolisme à rude épreuve pour continuer à brûler des graisses plusieurs heures après mon entraînement. Mais ce n'est pas fini, j'avais enfin rencontré un super mec, très sportif, dans cette salle de fitness. Un jour, il me dit : « Ça vous dirait Laure de faire un stage commando ? » J'ai beaucoup hésité, mais comme j'avais eu le coup de foudre pour superman, je l'ai fait. C'est vraiment incroyable : seize à vingt-quatre heures de conditions extrêmes. C'est ce que propose au grand public un ancien membre du GIGN. C'est super sympa mais un peu hard !

– Ne me dites pas que vous avez accepté ? Même si le type était séduisant, sauf votre respect, vous n'avez plus 20 ans, certes en grande forme, mais quand même, ce n'était pas raisonnable.

– Si. Je me suis rendue dans les Yvelines, là le slogan plante le décor : « La vie est un défi à relever, un bonheur à mériter, une aventure à tenter » et le formateur nous informe tout de suite : « Il va falloir faire travailler les méninges autant que le reste. Vous aurez un otage à libérer. Pas le temps de tergiverser, on saute… » Plus tard, apprentissage du krav-maga, un art de combat israélien. Enfin, il est tard, et je rentre épuisée. Heureusement que j'avais choisi le plus court qui se déroule sur 16 heures, déjà que l'on m'a ramassée à la petite cuillère après ce stage !

– Vous l'avez quand même fini ce stage. Bravo ! Avez-vous eu des problèmes après cette rude épreuve ?

– Oh que oui, merci ! Résultat des courses... la cata... Non seulement j'étais complètement trempée de sueur et ça c'est normal mais aussi d'urine et ça c'est insupportable. En plus, je sentais à nouveau ma boule descendre. Alors je me suis dit que je n'étais pas si mal foutue pour mon âge, et j'ai préféré opter pour des méthodes plus douces. Depuis, ça va mieux, je n'ai plus de fuites et ma boule ne descend pas plus et je fais quand même un peu de fitness. Mais l'Apollon n'a pas donné suite, il a dû se trouver une nana plus jeune et plus tonique !

– Avec tout ce que vous racontez, Laure, je crois que je vais réfléchir à deux fois avant de me remettre au sport intense, surtout avec mon périnée encore un peu faible. Mais le kiné qui s'est occupé de moi m'a recommandé surtout de pratiquer des activités « low impact », comme il dit, telles que la natation, le vélo et la marche nordique. Et quand je souhaite me faire plaisir pendant les week-ends et les vacances, et surtout aller danser avec mon mari, je remets mon sauveur, mon shorty et le tour est joué.

– C'est incroyable cet engouement pour les salles de fitness, les marathons et maintenant la pratique des sports extrêmes. Le marché de la remise en forme semble ne s'être jamais aussi bien porté. Les salles se multiplient aux quatre coins du monde : tous les mois, une salle ouvre et casse les prix. Après le low cost pour voyager, arrive le low cost pour se muscler et à quand le low cost pour le périnée ?

Cécile dit à Laure :

– Vous devriez vous renseigner, car il existe une nouvelle méthode pour les femmes qui ont soit un dos en compote, soit un périnée à plat, mais qui souhaitent poursuivre une activité physique régulièrement !

Laure répond assez sèchement :

– Vous me prenez pour une vieille ! On m'a déjà proposé toutes les méthodes de yoga, ça me gave, même les plus modernes, comme le « yog'n'dance », et pour mon périnée le « fly yoga Pilates », et même le « fly core cuisses-abdos », ça me saoule, alors votre nouvelle méthode, j'ai des doutes…

– En fait, c'est une gym qui vient de Norvège et se nomme « The Pelvicore Technique » qui fait fureur dans les pays scandinaves et remplace la rééducation périnéale avec les sondes et autres gadgets. C'est, si on veut, une gym écologique, comme les Scandinaves en raffolent, et qui se développe dans beaucoup d'autres pays.

– Mais si on n'a plus d'incontinence, quel intérêt ?

– Justement, elle est surtout proposée aux femmes au périnée fragile, même sans enfants, mais sportives. On la propose aussi aux accouchées qui n'ont pas récupéré complètement la fonction périnéale et aux femmes ménopausées. Mais toutes ces femmes actuellement souhaitent être en bonne condition physique, bouger et courir sans risques.

– J'espère que c'est plus dynamique que celles dont j'ai parlé ?

– Oui, vraiment. Surtout une toute nouvelle méthode, « Pelvic Core AB Workout™ », qui sera proposée prochainement d'après mes sources dans le milieu du fitness parisien. Elle est plus adaptée à la société moderne, avec les femmes de la nouvelle génération sans cesse en mouvement mais qui deviennent conscientes de l'importance des muscles abdominaux, fessiers et surtout de leur périnée.

– C'est quoi exactement votre méthode anglo-saxonne qui va sortir ?

– En fait, c'est une combinaison de tout ce qui peut exister comme méthodes de gym mais qui y ajoute le meilleur des techniques de yoga, de Pilates, en y associant le renforcement des muscles abdominaux, du corps dans sa globalité et bien entendu le fameux plancher pelvien : si vous faites cette nouvelle gym, remise au goût du jour, en y associant le panty électrique, vous allez être une super nana !

– C'est énorme votre truc ! Il n'y a plus qu'à s'y mettre !

5

# Pause-café

## L'après-week-end des cadres

Comme tous les lundis matin, le rendez-vous à la cafétéria est un incontournable. Les collègues ont l'habitude de se retrouver pour raconter leur week-end et fixer leurs futures sorties de la semaine. Souvent, ils se remémorent les journées sportives dominicales entre copains, les dîners bien arrosés du samedi soir et, lorsque le temps le permet, les inévitables barbecues ou planchas qui réjouissent les amateurs de côtes de bœuf, saignantes, bien sûr. On se raconte quelques anecdotes, des situations cocasses et parfois on plaisante un peu en finissant son café, pardon son *espresso*, voire son *ristretto* et pour les filles un café *lungo*.

Stéphane, un jeune cadre dynamique, a toujours plein d'histoires à raconter. Cette fois-ci, il est un peu triste en annonçant la nouvelle.

– Vous vous souvenez de ma cousine Clara, que beaucoup d'entre vous trouvaient géniale, qui a eu un accident en pratiquant le parapente à Chamonix l'année dernière et s'est fracturé la cinquième lombaire (en bas du dos). La première menace immédiate avait été le pronostic vital et fonctionnel par les lésions nerveuses. Heureusement. Elle avait été très vite et très bien prise en charge.

– C'est grave et sérieux le problème de votre cousine, si je me souviens bien ?

– C'est épouvantable ce qu'il lui est arrivé. Une jolie jeune fille qui était étudiante en droit et qui réussissait tous ses examens. Mais toujours passionnée de sport, elle ne voulait rien entendre quand on lui disait qu'il y avait des activités sportives moins risquées. Cet accident a bouleversé sa vie ! C'est un vrai cauchemar. Elle a été hospitalisée une longue période dans un service spécialisé en traumatologie du rachis où elle a fait des mois de rééducation. Elle en est sortie maintenant mais il faut se rendre à l'évidence : elle restera paraplégique avec des problèmes de vessie.

– C'est fou ton histoire. C'est une fille super, belle, vive et très drôle. Pour te faire une confidence, j'avais remarqué Clara les week-ends où je venais vous rejoindre et j'avais un faible pour elle. Cela me fait encore plus de peine d'apprendre cette triste nouvelle. Mais je ne comprends pas la relation entre sa fracture et la vessie !

– Si. Les traumatismes de la colonne vont produire des tableaux neurologiques dont le plus complet est la paraplégie. Plus la paraplégie est haute, c'est-à-dire en haut du dos, plus elle est grave par répercussion respiratoire. Une chance pour Clara, c'est en bas de la colonne ! À la phase de début, elle a eu une paraplégie flasque avec des troubles sphinctériens : la sensibilité génitale, anale, vésicale et les réflexes correspondants étant abolis.

– Comment est-elle traitée ?

– Le traitement a deux objectifs principaux : préserver ses reins et lui permettre une continence urinaire socialement acceptable. Elle a eu de très nombreux traitements et beaucoup d'avis. Actuellement, on lui propose des injections de toxine botulique (semblable à celle qui traite les rides) et des autosondages (c'est elle qui se sonde). Comme elle est jeune et motivée, l'autosondage lui permet une amélioration de son autonomie et de son confort. Évidemment, cette histoire est bouleversante, et comme c'est une période difficile en ce moment, j'ai encore une mauvaise nouvelle mais celle-ci sans gravité, je vous rassure. Je vous informe que ma tante, dans le super maison de campagne de laquelle vous avez l'habitude de passer de bons moments, ne pourra pas vous recevoir pendant quelque temps.

– Oh ! c'est dommage, nous adorons aller dans sa baraque géniale et, en plus, quand il fait beau, se baigner dans la piscine. J'espère que ce n'est rien de grave ?

– Non, une histoire de femmes, dit Stéphane sans faire d'autres commentaires.

Tout le monde sent qu'il ne veut pas en dire plus et part à son travail avec l'enthousiasme qui caractérise la reprise du lundi matin. Cependant, un ancien flirt de Stéphane qui connaît bien la tante Yvonne veut en savoir plus et, curieuse, pose l'inévitable question : ce n'est pas un cancer, j'espère ? En attaquant fort, elle est assurée de connaître la vérité.

– Non. Fort heureusement, c'est une intervention qui est proposée à un bon nombre de femmes, si j'en crois ma tante.

– Toi qui es si réservé et pudique, tu as pu parler des problèmes intimes avec Tante Yvonne ?

– En fait, c'est elle qui a insisté pour me mettre au courant, alors je l'ai écoutée pour lui faire plaisir, tu sais ce genre de truc, ce n'est pas ma tasse de thé !

– J'ai entendu ma mère un jour qui parlait avec sa meilleure amie d'intervention sur les organes, je suppose que c'est dans le même style !

– Oui, exactement, mais avant de proposer un traitement chirurgical, on lui a prescrit de la rééducation et le port d'un pessaire. Un ustensile bizarre d'après sa description, un dispositif en forme de cube ou d'anneau qui, introduit dans le vagin, permet de maintenir les organes en place.

– C'était mieux et plus confortable ?

– Pendant quelques mois, elle était satisfaite. Avec le temps et surtout les efforts qu'elle est amenée à réaliser dans son activité professionnelle et les réceptions à la maison de campagne, le pessaire n'a plus été efficace. Un soir, elle l'a retrouvé expulsé du vagin, c'est top ! Bien entendu, elle s'est fait opérer dès qu'elle a pu se rendre disponible avec son emploi du temps chargé.

– Quelle intervention, c'est celle pour remonter les organes ?

– Oui. Il s'agit d'une intervention pour prolapsus. Elle a consulté plusieurs chirurgiens et revu avec son médecin traitant toutes les options proposées. En effet, on lui a parlé de plusieurs techniques opératoires. L'une par le vagin sans ouverture, une autre par voie abdominale, la troisième, par cœlioscopie avec les caméras et la dernière, tu n'en reviendras pas, par une chirurgie robotique. Quelle que soit la technique choisie, le vagin, la vessie et le rectum sont maintenus en place à l'aide d'une bandelette synthétique fixée à un élément osseux du bassin.

– Tu es bien certain de ce que tu avances ?

– Oui, c'est ce qu'on lui a dit. Une nouvelle technologie qui est entièrement commandée par le chirurgien, et grâce à des caméras et des instruments maniés dans l'espace, le chirurgien a un excellent accès aux organes. Une hystérectomie (ablation de l'utérus) peut avoir lieu ou non dans le même temps opératoire, lui a-t-on dit !

– Qu'a-t-elle choisi ?

– L'une de mes cousines est panseuse dans un bloc chirurgical d'une clinique de province. Elle s'est renseignée auprès des chirurgiens de la clinique, et on lui a recommandé une cure de prolapsus par robot Da Vinci®. Ça fait chic, moderne, branché et très tendance. Alors pourquoi pas ?

– Da Vinci, comme le roman de l'Américain Dan Brown ou le film américain de Ron Howard ? Peut-être un héritier… comme c'est encore américain ! Les suites pour Yvonne ont-elles au moins été simples ?

– Dans les suites de l'intervention, un traitement antalgique a été donné durant les premières vingt-quatre heures pour qu'elle soit plus confortable. On lui a demandé de ne plus pratiquer de sport pendant un mois après cette intervention et d'être prudente en réduisant ses activités, surtout ne plus sauter comme elle le faisait avec ses élèves avant la chirurgie.

– Comme je la connais, elle a dû n'en faire qu'à sa tête et reprendre son travail avant la date, et surtout refaire du sport avec ses élèves ?

– Eh bien non, détrompe-toi, elle a bien écouté ce qu'on lui a dit, mais elle n'est pas contente ! Des fuites urinaires sont apparues très vite, lorsqu'elle a repris son travail alors qu'elle avait respecté les consignes de prudence.

– Donc, si je te suis bien : elle avait une descente d'organes et maintenant plus de descente mais des fuites urinaires. Honnêtement, je ne comprends plus rien.

– Le chirurgien qu'elle a revu pour son contrôle lui a dit que cette incontinence pouvait cependant être masquée par le prolapsus et s'est donc révélée après son intervention. Il lui a dit que cela pouvait arriver et que l'incontinence urinaire représentait une des complications les plus fréquentes de la chirurgie du prolapsus.

– Que lui a-t-il proposé ?

– La pose d'une bandelette sous-urétrale, et il l'a rassurée en lui disant que cette intervention était par voie vaginale de courte durée.

– Encore une bandelette ?

– Oui, mais ce n'est pas la même. Pas tout à fait en tout cas d'après les propos du chirurgien. Il lui a dit que c'était une chirurgie mini-invasive, contrairement à la chirurgie qu'elle avait subie. Le principe est de soutenir l'urètre en enroulant autour de lui une bandelette synthétique introduite par une courte incision réalisée dans la cavité vaginale. La durée de l'intervention est courte, moins d'une demi-heure. Le séjour à l'hôpital est d'une nuit, et même, si on le souhaite, on peut pratiquer cette intervention en hôpital de jour et, comme dit le chirurgien, en ambulatoire, en repartant dans la journée. Mais avec tous ses problèmes, elle a souhaité rester une nuit pour éviter de nouvelles mauvaises surprises ! Sur Internet, elle a lu que normalement, on doit réaliser un examen urodynamique avant toute intervention pour corriger un prolapsus à seule fin de savoir justement s'il n'existe pas une incontinence masquée. Du coup, elle a demandé à ce que cet examen soit pratiqué.

– Un examen urodynamique, c'est amusant ce nom, qu'est-ce qu'il peut y avoir de dynamique dans les fuites d'Yvonne. Elle t'a expliqué comment s'est déroulé l'examen ?

– Il a comporté trois parties : elle a uriné dans des toilettes spéciales qui enregistrent la puissance du jet et le volume uriné. Puis en position gynécologique, on a placé une sonde très fine introduite dans la vessie par le méat urinaire, et une petite sonde a été introduite dans le rectum, par l'anus. Grâce à ces sondes, on a pu enregistrer les pressions dans sa vessie pendant son remplissage avec de l'eau stérile. Enfin la sonde a été retirée progressivement pour connaître la force du sphincter, le muscle qui permet de se retenir. On l'avait prévenue que le passage des sondes pouvait entraîner une gêne, surtout si on ne parvient pas à se décontracter, mais elle n'a rien ressenti.

– Qu'est-ce que l'on a conclu avec cet examen dynamique ?

– Que les fuites sont abondantes, mais ça, elle le savait déjà, et que son sphincter est fatigué et sans résistance. Du coup Yvonne est vraiment mécontente et pas vraiment enchantée avec cette nouvelle intervention à prévoir prochainement.

Les débriefings du lundi matin à la cafétéria vont bon train… Stéphane a bien dansé samedi soir chez ses amis marocains qui aiment la fête et font des soirées hyper sympas. Il y avait toutes les générations, le mélange des nationalités et des genres donnait une dimension festive, conviviale, entre le tango argentin, les danses orientales, sans oublier la zumba et la salsa. Deux de ses collègues se trouvaient également à la fête. Après plusieurs séries endiablées, les deux jeunes femmes ont quitté les lieux. Revenant sur le sujet, elles confient que chaque fois qu'elles dansent en sautant, elles ont des petits accidents fort gênants. L'une d'entre elles, Catherine, leur dit :

– J'adore danser et je préfère encore mettre une protection que j'ai trouvée sur Internet sur des sites spécialisés. Elles sont conçues spécialement pour les petites fuites, elles absorbent plus rapidement que les protège-slips classiques. Résultat : ma peau reste sèche et je peux danser sans souci.

– Dis donc Catherine, es-tu sponsorisée par une marque ?

– Moi, à dire vrai, je préfère renoncer à danser que mettre des protections.

– C'est vrai qu'il y a de plus en plus de spots publicitaires à la télévision, même aux horaires des repas, où l'on voit des femmes jeunes qui dansent et qui portent des protections adaptées. La pub dit même « Les fuites urinaires ? Et alors ! Dansez tant que vous voulez ! »

– Ces femmes qui dansent avec leurs protections paraissent à l'aise et ravies de leur choix. Mais pour moi, merci pour les couches, c'est pour les vieilles femmes. Pour éviter ce problème, je danse des slows et cela me convient mieux… et j'ai plus de chances de rencontrer l'homme de ma vie !

Catherine dit :

– Je suis une accro de la course et surtout des marathons, je n'en manque pas un depuis des années. C'est vrai ce que vous dites, je connais ce problème de fuites en courant mais c'est un peu différent, je me trouve complètement trempée. Cela m'est arrivé à plusieurs reprises. Pour moi, ce n'est pas à l'effort, contrairement à ma jeune nièce qui faisait du judo et maintenant du karaté et qui m'avait confié que chaque fois qu'elle chutait sur le tapis ou qu'elle lançait violemment la jambe en avant, elle ressentait des fuites urinaires.

– Mais j'ai des amies au bureau qui ne font pas de sport et qui me disent qu'elles ont beaucoup de problèmes avec les fuites lorsqu'elles ont des quintes de toux, car en fait ce sont de très grandes fumeuses avec au moins un paquet par jour. Leur voix rauque, l'odeur du tabac sur leurs vêtements et maintenant les fuites, ça ne donne vraiment pas envie d'avoir le cancer du poumon !

– Moi, j'ai toujours connu ma grande sœur Sylvie se plaindre de fuites urinaires avec l'arrivée du printemps. C'était le retour du soleil, de la verdure et... des allergies aux pollens. En plus des larmoiements, du nez qui coulait et qui grattait, et des éternuements qui n'en finissaient pas, je la voyais se croiser les jambes. Je la plaignais car cela revenait tous les ans à la même époque : des éternuements suivis de fuites.

– A-t-elle pratiqué de la rééducation périnéale pour son problème de fuites ?

– Non. Sa gynécologue lui a dit que comme ce type de fuites survenait dans des efforts importants comme des quintes de toux répétées, surajoutées à de violents éternuements, la rééducation serait inefficace.

– Qu'a-t-elle fait, alors ?

– Elle n'a pas écouté et est allée voir un kiné spécialisé qui lui a confirmé que la gynéco avait raison et que, dans son expérience, ce type d'incontinence ne pouvait être guéri que par la chirurgie.

– Je suppose qu'on lui a proposé la pose de la fameuse bandelette. J'ai plusieurs collègues au bureau qui ont eu ce type d'intervention. Elles sont vraiment contentes et disent que depuis, elles revivent. Sauf une, qui nous a dit que c'était pire depuis et qu'elle avait du mal à uriner et présentait des infections urinaires. Mais comme les autres sont tellement contentes du résultat, si je devais le faire un jour, je n'hésiterais pas une seconde : la bandelette serait mon choix.

– En vous écoutant, je me dis que ces fuites devraient survenir au cours d'autres épisodes de la vie d'une fêtarde qui fume et qui boit. Les lendemains de fête avec la gueule de bois, cela doit être fatal ! J'ai une copine qui a des crises de vomissements spectaculaires. Il faut la voir accroupie dans la cuvette des toilettes et se vider en poussant : bonjour les fuites !

Même à la pause-café, et de bon matin, la curiosité est telle que les deux copines se mettent à parler de leurs problèmes sexuels avec leurs compagnons, d'autant plus que sur le plan sexe, le week-end n'a pas apporté la joie et le plaisir que l'on pouvait en attendre ! Ce qui est incroyable, c'est que ces « pauvres » femmes n'ont vraiment pas de chance. L'une dit que son compagnon a des problèmes d'éjaculation précoce et l'autre des pannes sexuelles, un vrai traité de sexologie !

Il faut dire que l'éjaculateur précoce est sur le devant de la scène depuis la campagne de communication « Garder le contrôle » et le lancement d'un médicament. L'éjaculation précoce est un problème médical qui concerne un homme sur trois. « Heureusement, des solutions existent… Parlez-en à votre médecin ». Ce spot télévisé est diffusé depuis quelques mois sur le petit écran, dans toute l'Europe.

Caroline, jolie brune de 32 ans, raconte :

– Comme j'avais 22 ans et très peu d'expérience, je n'ai rien compris à ce qui se passait. Il était en train de me caresser et de me faire l'amour, ça commençait à être vraiment bien pour moi quand soudain, il m'a lâchée, il s'est relevé et il a pris une cigarette : il avait éjaculé ! Je ne lui ai rien demandé, mais je suis devenue très froide avec lui et j'ai refusé de répondre à ses coups de téléphone ultérieurs. Évidemment, ça ne s'est pas arrangé ! Je n'ai pas osé m'en plaindre tout de suite. Le jour où j'ai fait une remarque, tellement que ce fut un désastre, il m'a répondu, très vexé : « Tu n'as pas joui ? C'est bizarre ! Tu es drôlement lente ! » Tout devenait de ma faute. Le plus pénible a été ça : son refus de se remettre en question. J'ai été atrocement déçue.

– C'est ta seule expérience avec les éjaculateurs précoces ?

– Non, j'ai connu pis, je me demande si je ne les attire pas ou si je les excite et les fais attendre trop longtemps.

– Moi, c'est une autre histoire, confesse Brigitte. En quelques années, on est passé du « La panne ? Moi, jamais ! » à « Oui, ça m'est déjà arrivé ».

– Rassurons-les !

– Je suis d'accord avec vous, mais lorsqu'on fait des efforts et que malgré tout votre homme ne vous regarde pas, que doit-on faire ? J'ai essayé plusieurs stratagèmes : je lui faisais couler un bon bain dès son retour du boulot, avec petit whisky, je lui demandais s'il voulait un massage. C'était non à chaque fois. Mon entourage me dit que je suis une belle femme… à quoi bon ?

– Dis-moi Caroline, tu es bien d'accord avec moi, si on a recours aux sex-toys c'est bien parce que la gent masculine n'honore pas constamment ses engagements : des promesses, toujours des promesses !

– Absolument, ils font souvent les malins avec leurs pectoraux et leurs cuisses de superman, mais une fois dans le lit, le bon muscle a du mal à se mettre au travail ! Je n'ai pas honte de te le dire.

– Mais tu t'y connais un peu en sex-toys ?

– Les sex-toys ou jouets érotiques font partie de la vie sexuelle de millions de personnes dans le monde. Si tu hésites encore à les tester, c'est certainement parce que tu n'en connais pas tous les bienfaits. Sur la Toile, il y en a de telles variétés que cela donne le tournis avant de commencer. À dire vrai, ce que je sais c'est que c'est un bon moyen de me faire plaisir, mais je ne fais pas la différence !

– La différence est de taille si j'ose dire ! Le godemiché, c'est un objet qui ressemble au sexe masculin et que l'on introduit dans le vagin, alors que le sex-toy est un vibrateur, un vibromasseur, qui est comme un gros stylo que tu mets sur ton clitoris. Et c'est à partir du moment où il y a cette vibration locale, que cela peut t'aider la plupart du temps à déclencher ton orgasme. La caresse est donnée le plus souvent en surface, sur le clitoris.

– Alors je peux te dire que ce n'est pas le godemiché, rien que le nom déjà, ça me terrorise ! C'est un sex-toy acheté sur Internet. Car maintenant, plus besoin de traîner dans les quartiers chauds pour s'acheter un sex-toy. Le marché du sexe s'est démocratisé ! De nombreuses boutiques en ligne aujourd'hui te proposent des accessoires érotiques chics et branchés : de l'huile de massage comestible au vibromasseur high-tech, tu n'as que l'embarras du choix !

– Je sais, car j'ai une amie un peu branchée sexe et qui me fait part de ses expériences, c'est un peu comme une journaliste ou plutôt un reporter. Au moins avec elle, on est à la page… des catalogues. Elle dit que, parmi les vibromasseurs, certains se distinguent de la masse sans trembler. Il s'agit des stars ! Le Rabbit, les anneaux vibrants, le Fukuoku… en font partie. Si l'on est fan de vibrations, on n'est pas obligé de vouloir l'afficher ! Alors pourquoi, dit-elle, ne pas opter pour des versions discrètes des vibromasseurs ? Il y en a un qui ressemble à un produit de beauté, en fait à un bâton de rouge à lèvres, mais qui est un vrai vibromasseur qui se glisse en toute discrétion dans le sac à main des femmes coquines. Ni vu ni connu, je t'embrouille quand tu dis : « Excusez-moi je vais me refaire une beauté. » Tu parles !

– Tu ne crains pas de devenir accro aux sex-toys ?

– Honnêtement, je ne peux pas te dire ! Bon, c'est vrai que je me dis que si je n'utilise pas mon appareil, je n'aurai pas d'orgasme. Là où il pourrait y avoir une dépendance, c'est si je prenais des sex-toys avec une intensité vibratoire de plus en plus grande et si mon clitoris s'habituait à avoir de telles vibrations pour déclencher mon orgasme. Mais franchement je gère !

– Et toi Brigitte, qu'en penses-tu ?

– Les médias en parlent de plus en plus. L'attitude anglo-saxonne vis-à-vis des sex-toys est plus cool que chez nous. On est encore loin de la décontraction des Américaines qui parlent de l'*electric boy friend* qu'elles emportent en voyage, mais l'idée fait son chemin. Les fabricants l'ont compris : ils féminisent les accessoires avec des textures ou des couleurs qui stylisent l'objet. Mais je pense quand même qu'un homme peut se sentir concurrencé par un tel gadget, non ? Autre dérive pas tout à fait liée à l'objet : ne pas devenir obsessionnelle avec son gadget en cherchant à tout prix à trouver l'orgasme vaginal. Or se mettre la pression sur ce sujet compliquera plutôt ton épanouissement sexuel !

– Comme tu me parais être experte, je t'écoute sur le sujet, ça pourra toujours servir !

– Les sex-toys sont aujourd'hui ludiques et colorés, ils sont accessibles à toutes et prêts à satisfaire toutes tes envies.

Il suffit de savoir choisir. Si tu recherches les sensations de la pénétration, le godemiché est fait pour toi. À toi ensuite de bien choisir sa taille, mais attention à ne pas être trop optimiste ou tu risques d'avoir mal.

– Nickel ! Tu me donnes des idées, mais si un jour je retrouve un partenaire à la hauteur, je revends mon sex-toy ?

– Surtout pas ! Car si le sex-toy est couramment utilisé en solitaire, il s'invite de plus en plus dans les ébats amoureux. À deux, il permet de pimenter les moments d'intimité. En plus de créer une complicité avec ton mec, il te permettra de booster ta libido ! La valeur sûre ? Les traditionnelles boules de geisha ! Facile, il suffit de les placer à l'intérieur de tes parties les plus intimes et tu verras, c'est top ! On m'avait proposé les cônes vaginaux et les boules de geisha pour fortifier mon périnée, maintenant, on change de genre, mais cette fois-ci ce n'est pas pour bosser mais pour s'amuser. Tu sais tous ces « ustensiles », ça me coûte une blinde, heureusement que je fais des heures sup' !

Caroline, qui a bien compris que sa copine Brigitte est une connaisseuse en matière de sexe et qu'elle a dû avoir de nombreuses aventures, lui demande qu'elle raconte quelques anecdotes avant de se quitter.

– C'est certain qu'il m'en est arrivé des histoires de mecs et beaucoup de types à problèmes comme tu ne peux même pas imaginer. Dans la série éjaculateur précoce, j'ai connu un jeune homme un peu efféminé mais splendide qui réagissait au seul fait de lui caresser le visage, le torse, le bras et à qui cela provoquait une éjaculation dans la seconde. Généralement, il n'y avait pas de seconde fois, un cauchemar, mais comme il était beau nous sortions ensemble dans les soirées branchées et les copines n'avaient d'yeux que pour lui : si elles avaient su !

– Bah moi, dit Caroline, comme je te l'ai confié tout à l'heure, je les collectionne et je me suis renseignée sur ce que j'avais connu : une éjaculation *ante portas.* Certains hommes, très excitables, éjaculent avant même la pénétration. Une réaction évidemment problématique pour leur partenaire.

– Cela se traite ton *ante portas* ?

– Comme j'étais vraiment énervée, il a quand même consenti à consulter un sexologue, celui qu'on voit à la télé. Il lui a dit qu'il existait des médicaments pour soigner l'éjaculation rapide qui pourraient l'aider. Il s'agit de crèmes « retardantes » à appliquer localement ou d'antidépresseurs qui agissent sur le réflexe éjaculatoire. Comme les causes de l'éjaculation précoce sont la plupart du temps d'origine psychologique et rarement dues à un problème physique, il a bénéficié d'une prise en charge psychologique.

– Ce sont des entretiens où tu n'en finis pas de raconter ta vie ?

– Évidemment, comme d'habitude avec ces thérapeutes, mais celui-ci lui a donné quelques techniques. Le « stop and go », qui lui demande de repérer le point de non-retour et de s'arrêter juste avant, pendant 45 secondes, et le « squeeze technique » qui consiste à presser le gland pour faire tomber l'érection.

– J'espère que tu étais bien avec ton copain, car franchement cela ne donne pas envie entre les crèmes et les techniques, j'aurais moi-même renoncé !

– C'est certain, mais comme je tombe toujours sur ce type d'individus, comme je te l'ai dit, je suis restée avec lui, car par ailleurs il est génial… mais pas au lit ! Au fait Brigitte, tu devais nous raconter quelques anecdotes, mais pas sur les éjaculateurs précoces car comme tu le vois, j'ai donné !

– Dans un autre registre, j'ai connu deux partenaires qui souffraient d'anéjaculation, qui est l'absence d'expulsion de sperme malgré une excitation sexuelle et une belle érection ! Bon, l'un des gars disait qu'avec les autres partenaires il n'avait pas de problème, mais que moi je le bloquais. L'autre était un super bel homme, aux tempes argentées, très élégant et très prévenant. C'était encore une autre histoire. Il avait une éjaculation rétrograde, qui est une éjaculation qui, au lieu d'aller à l'extérieur, remonte vers la vessie. Il avait été opéré d'un cancer de la prostate.

– Comme tu dis, cela change des éjaculateurs précoces !

– Attends, je n'ai pas fini la liste des mecs un peu bizarres avec leurs zizis. J'avais rencontré sur Internet un homme qui me paraissait top, celui que l'on souhaite connaître, et on avait beaucoup d'affinités. Après plusieurs échanges et des semaines de discussions, on s'est enfin rencontrés. Super soirée qui s'est terminée comme tu le penses chez moi…

– Alors raconte, il t'a prise par surprise dans l'ascenseur, il t'a mis des fessées, ou encore un qui n'a pas pu éjaculer ?

– Je te le donne en mille Caroline, c'était magique, un homme bionique, Terminator du sexe !

– Tu délires Brigitte, qu'est-ce que tu vas encore me raconter là ?

– Il avait un implant, pas dentaire, mais dans le pénis avec des biomatériaux comme les prothèses mammaires. C'était un implant gonflable, son pénis est donc souple au repos et se gonfle par des pressions répétées sur la pompe qui remplit ainsi les cylindres, permettant à la verge de se mettre en érection. Par pression sur un autre endroit de la pompe ou de l'implant pénien, les cylindres se vident et permettent un retour de la verge à l'état flaccide. Incroyable, il appuie et c'est parti. Quand tu n'en peux plus, tu lèves la main et il s'arrête : ce n'est pas magique ?

– Tu peux le dire ! Je n'ai jamais entendu une histoire pareille !

– Sauf qu'un jour, ce n'était pas la joie : la panne mécanique de l'implant. Plus rien, *nothing*, *nada*, *oualou*, la machine ne fonctionnait plus, il est resté bouche bée devant son sexe flaccide. Il a revu son « concessionnaire » qui lui a proposé un nouveau « modèle », la prothèse gonflable trois pièces avec deux cylindres, une pompe dans les testicules et un réservoir placé derrière la vessie. C'est pour cela que je l'appelle Terminator.

– On pourrait dire que l'on a chacune sa catégorie : les miens, ils éjaculent trop vite et les tiens ne peuvent pas aller au bout du job ! Heureusement que l'on est équipées avec nos sex-toys !

6

# Restaurant en terrasse

## La sortie des bikers

Les beaux jours sont de retour et l'été arrive à grands pas. Alors, quoi de plus naturel que de profiter des terrasses de la capitale. Petit coin de verdure, vue imprenable sur les toits de Paris ou lieux secrets, profitons des terrasses parisiennes ! C'est bien connu, dès les premiers rayons de soleil, les Parisiens deviennent fous, au point de sortir chapeaux, lunettes, et de se poser tranquillement à la première terrasse venue !

Des bons copains se sont donné rendez-vous pour un déjeuner en terrasse dans ce fameux bistrot fréquenté par des habitués, des politiques, de la presse *people* et connu pour sa cuisine traditionnelle française, sa rôtissoire et sa *plancha*. Ce bistrot n'est pas vraiment un repère des motards, mais il arrive parfois que quelques bikers plus ou moins connus viennent autant se faire voir que se faire plaisir avec les belles assiettes de viande grillée et autres plats fort bien cuisinés.

C'est alors que surgit une bande de copains motards super branchés type biker avec une allure vestimentaire très particulière qui permet d'identifier au premier coup d'œil l'appartenance au milieu. Leur tenue se compose d'un pantalon en type cuir, d'un tee-shirt et d'un blouson de cuir, complétés de leur inévitable gilet en cuir. Les chaussures sont des santiags « *of course* ». C'est certain que le look de Tom et d'Yvan fait contraste avec les tenues vestimentaires plus traditionnelles de l'assemblée un peu plus classique et même assez bourge. Dès leur arrivée, l'un d'eux salue avant de disparaître très rapidement aux toilettes.

– Cela fait déjà plusieurs fois que l'on s'arrête avant d'arriver. Avec Tom, il vaut mieux prévoir pour faire un long trajet. Je ne vous raconte pas le temps qu'il met à vider sa vessie : un vrai calvaire pour ses copains, mais il est tellement sympa qu'on lui pardonne. Heureusement, il n'est pas seul car souvent, nous sommes accompagnés des « seniors bikers », des papis branchés qui friment avec leurs super motos. Avec eux, on connaît tous les endroits du type *restroom breaks*, et je pourrais écrire le *Guide du biker à petite vessie* ! Remarque, cela pourra toujours servir quand on aura nous aussi des problèmes de prostate ! Je ne vous raconte pas l'année où on avait décidé de participer à la fête de la Bière, la célèbre et mythique Oktoberfest. Non seulement on a fait de nombreux arrêts pipi mais, une fois sur place… je suis certain que vous m'avez compris. La bière avec son effet diurétique et irritant sur la vessie, Tom et ses copains seniors bikers formaient une longue queue devant les toilettes. Bon, on a fait une sélection si on y retourne ! À mon avis, Tom doit avoir un problème de prostate, mais il est bien jeune.

Je me souviens de mon père qui nous faisait faire des arrêts pipi chaque fois que l'on prenait la route pour les vacances !

– Tu penses, Yvan, que ce pourrait être un problème de prostate ? Remarque, sa compagne nous a confié qu'il redoute maintenant les randonnées à moto avec ses copains, parce qu'il souffre d'envies fréquentes et de difficultés parfois à se retenir. Et au travail, il abandonne parfois ses clients pour aller aux toilettes.

– Sa compagne a dit à Tom qu'il devrait consulter. Après de nombreuses hésitations, car il redoutait le pire, un cancer de la prostate, il s'est décidé à consulter un urologue sur les recommandations de son médecin traitant. Tom savait qu'il serait obligé d'accepter le toucher rectal – un grand moment ! On lui avait dit que le toucher rectal ne durait que quelques instants. On est allongé sur le dos, cuisses et genoux légèrement fléchis, ou sur le côté, en chien de fusil. En introduisant l'index à travers l'anus, son médecin va s'assurer que sa prostate est bien souple. Comme il confiait à son urologue que son jet urinaire était diminué et qu'il avait l'impression de ne pas vider complètement sa vessie, il lui a demandé de pratiquer des examens complémentaires.

Tom est enfin sorti des toilettes. Yvan lui demande :

– As-tu fait ces examens ?

– Oui bien sûr, je voulais vraiment savoir ce qui se passait avec ma prostate ! J'ai fait, dans un centre médical spécialisé, une débitmétrie et une échographie et j'ai été étonné par le nombre d'hommes qui se trouvaient dans la salle d'attente. Cela rassure, on se dit que l'on n'est pas tout seul. J'ai même croisé l'un des copains de la bande qui a fait comme s'il ne m'avait pas vu ! Donc j'ai d'abord fait la débitmétrie, qui consiste à nous faire uriner dans un urinoir spécial relié à une machine qui a un appareil de mesure. On mesure le volume d'urine libérée, la rapidité avec laquelle elle est libérée, et combien de temps on met pour vider sa vessie. Ce qui n'est vraiment rien, puisque c'est comme si on urinait chez soi, mais c'est plus chic car relié à un ordinateur. Il y a quand même un petit problème pour cet examen, car il ne faut pas uriner pendant deux heures avant le test !

– Tu as parlé d'une échographie, mais c'est ce que l'on fait pour les femmes pendant la grossesse, alors Tom, es-tu certain de ce que tu nous racontes ?

– Absolument, et même si j'ai un peu de ventre, les gars, je peux vous certifier que je ne suis pas enceinte ! J'ai bien fait une échographie avec une sonde introduite dans le rectum pour vérifier ma prostate. Cet examen a été indolore. Le médecin m'a dit que cela permettait de visualiser la glande, d'évaluer son volume et de rechercher des zones anormales.

– Et alors, qu'est-ce que t'a dit ton urologue ?

– Il m'a annoncé : « Pour moi, vous avez tout simplement un adénome de la prostate. Votre prostate est bien ronde, lisse et élastique. Rien de grave, pas de cancer de la prostate. C'est gênant mais bénin et à votre stade cela se soigne par des médicaments. » Alors me voilà rassuré et je remercie Marie de m'avoir forcé à consulter. Je peux vous assurer que mon traitement n'est pas trop contraignant et, dans quelques semaines, je serai moins gêné et à moi les longues échappées sauvages !

– Tom, tu parais revivre, cela fait plaisir à voir. Comme tu sembles bien informé et que tu dois revoir ton urologue, pourrais-tu lui poser une question pour moi ?

– Pose ta question maintenant que je suis devenu un pro de la vessie, lâche-toi !

– Pas facile à dire, voici mon problème, Tom. Tu vas te moquer de moi, mais quand j'urine j'ai de véritables fuites urinaires qui se produisent quelques instants après que j'ai fini de pisser, sans envie préalable. Parfois mes sous-vêtements sont trempés et c'est insupportable surtout quand tu n'urines pas chez toi. Imagine au resto avec des amis ou pis avec ta copine, grave !

– Comme mon urologue est très sympa et cool, je vais l'appeler sur-le-champ.

– Tu as son portable ?

– Oui, bien sûr pour les bons amis.

Aussitôt dit aussitôt fait, Tom appelle son toubib pour parler des gouttes retardataires d'Yvan.

Quelques minutes plus tard, il revient avec quelques conseils.

– Il s'agit le plus souvent d'une obstruction due à la prostate qui comprime l'urètre. Il est possible d'éviter les gouttes retardataires en utilisant la technique qui consiste à uriner vers le haut et, à la fin de la miction, attendre d'être certain d'avoir complètement vidé sa vessie, appuyer doucement à l'arrière des testicules en direction du pénis pour faire écouler les gouttes qui pourraient stagner et enfin secouer le pénis en le maintenant fermement. Bien entendu, si cela ne s'arrange pas, tu pourras prendre rendez-vous, comme je te l'ai déjà dit, il est hyper sympa et efficace !

– Je te remercie pour la consulte *gratos* et surtout de m'avoir rassuré.

– Sincèrement, tu t'es moqué de moi, mais ce n'est pas mieux tes gouttes retardataires. Quand tu viendras dîner à la maison, fais attention, car Marie va vérifier avant ton départ : la honte s'il y a des gouttes !

– Nous avons au moins deux points communs : la moto et la prostate !

Ce restaurant est leur lieu de rencontre favori de fin de semaine. Ils s'y retrouvent pour déguster leur plat préféré, la côte de bœuf.

Tom dit à Yvan :

– As-tu au moins remarqué qu'il y avait des filles mignonnes, je les avais déjà croisées et repérées dans le bar. Ce n'est pas gagné, elles font vraiment bourges !

Contrairement aux apparences, Yvan avec son look d'enfer ne laisse pas indifférente la très belle Jessica. Comme il n'est pas né de la dernière pluie, il vient vers elle avec un verre de vin blanc qu'il lui tend avec un sourire de baroudeur. Après quelques verres, et déjà à moitié séduite, Jessica se laisse raconter des histoires drôles qui la font hurler de rire.

Mais au cours d'un dernier fou rire, c'est la catastrophe, une fuite incontrôlée, et c'est même pire qu'une fuite : c'est vraiment l'inondation ! Elle quitte les lieux pour se rendre dans le *restroom* avant de rejoindre son biker comique en espérant que cet incident regrettable ne va pas se reproduire.

C'est très gênant, car cela lui a déjà gâché tellement de moments de joie avec des amis, et elle vit cela depuis son adolescence. Comme elle a encore quitté son biker, son amie qui a bien observé la scène se rend compte qu'il y a un léger problème.

Partir précipitamment à deux reprises et quitter un beau biker qui vous fait rire, ce n'est pas banal.

Lorsqu'elle réapparaît, Jessica confie qu'en fait, depuis toujours, lorsqu'elle a des fous rires à s'en donner mal au ventre, elle se fait pipi dessus complètement. C'est aussi la même chose lorsqu'elle a un gros moment de panique soudaine, comme une grosse peur par exemple. Alors elle dit être sans arrêt sur le qui-vive lorsqu'elle se retrouve dans ces situations.

Yvan a le temps de lui demander son numéro de portable et de lui dire qu'elle est vraiment charmante et que si elle n'est pas contre, il pourrait la contacter pour un tour de moto le long de la Seine. Jessica n'est pas contre mais pense au pire avec sa vessie. Entre les jambes écartées sur la large selle de cet engin et les petites plaisanteries au feu rouge qu'il ne se priverait pas de faire : elle est mal ! Mais sa curiosité dépasse largement son problème de fuite urinaire, elle lui dit d'accord.

Les deux copains, Yvan et Tom, se retrouvent et se font les confessions du soir après une fiesta bien arrosée. Les super dragueurs bikers se mettent à faire des confidences. Tom, celui qui présente des problèmes d'hypertrophie de la prostate, dit à son copain :

– Ma première compagne qui se prénommait Julie était très jeune, et ça n'a jamais bien fonctionné sur le plan sexuel !

– Qu'est-ce que tu veux dire par là ?

– Elle avait des douleurs au cours des rapports et c'était parfois même tellement douloureux que la pénétration était impossible.

– C'est quoi ton histoire, je n'ai jamais entendu ça ? Cela porte un nom ce qu'avait ta compagne Julie ?

– Oui, le vaginisme !

– Ah oui ! J'ai déjà entendu ce mot, mais tu peux m'en dire plus, des fois que ma prochaine copine me dise qu'elle a mal, au moins je saurai ce qu'elle a, mais j'espère que non !

– Le vaginisme est un resserrement des muscles du périnée, qui se produit lorsqu'il y a tentative d'introduction du pénis dans le vagin. Le resserrement des muscles crée de la douleur, laquelle peut varier d'un léger inconfort à une sensation de brûlure jusqu'à une douleur aiguë.

– Mais ces femmes vivant avec le vaginisme ne croient-elles pas qu'elles sont « trop petites » et que leur vagin doit être étiré ? Cette pensée à elle seule doit être pénible ! Souvent, elles pensent que la douleur est dans leur tête ? Alors les femmes qui ont ce problème sont-elles normalement constituées ou trop étroites ?

– Non, les organes génitaux sont normaux mais, à chaque tentative de pénétration, l'orifice vaginal se referme : il y a un spasme involontaire des muscles périvaginaux. C'est la raison pour laquelle on a dit à ma copine Julie que c'était psychosomatique, ce qui l'a encore plus bloquée. Le trouble s'apparente parfois à une phobie du coït.

– Comment faisiez-vous alors ?

– Comme d'après ce que j'ai lu, le vaginisme est en quelque sorte une phobie de la pénétration, il y a donc un travail de psychothérapie à faire à ce niveau. Il faut vraiment s'entraîner à une pénétration très progressive, mais il a fallu que l'on consulte un sexologue pour s'en sortir.

Les deux bikers, un peu fatigués et surtout bien éméchés, continuent la discussion qui devient un peu plus *hard* mais plus facile à aborder. Ce sont de vrais mecs et les histoires de fesses, ça les connaît !

– Et toi, Yvan, tu n'as jamais connu des femmes à problème dans les rapports sexuels ? Avec toutes les filles que tu as dû séduire, tu ne vas pas me dire que cela ne t'est jamais arrivé.

– Bien sûr que oui. Ce qui m'a à la fois le plus surpris, du moins la première fois, c'est une bombe sexuelle qui, à chaque fois qu'elle avait un orgasme, perdait un liquide incolore, inodore et qui ressemblait à de l'eau. Cela pouvait même aboutir à une expulsion en plusieurs jets, pouvant aller de quelques gouttes à une vraie marre. C'était parfois spectaculaire.

– Tu veux dire « *amazing* », toi qui draguais souvent les petites Anglaises ! Tu devais avoir une sacrée note de pressing, surtout si elle avait des orgasmes multiples ?

– Il m'est même arrivé de retrouver le lit complètement trempé, une vraie baignoire ! Comme c'était vraiment génial avec elle, on s'est adapté et on a acheté un protège-matelas imperméable avec une imperméabilité maximale et un séchage très rapide.

– Non, c'est une blague ! Tu as fait des magasins de literie avec ta copine, et qu'est-ce que tu disais à la vendeuse, pas la vérité j'espère ?

– Bien sûr que non ! Je leur disais que nous recherchions une alèse pour le lit de notre fils qui faisait pipi au lit régulièrement. Mais elle nous donnait une dimension de lit pour enfant, 90 sur 190 centimètres. Alors quand on lui disait : « Non madame, c'est pour un lit *king size* de 160 sur 200 centimètres », elle avait un petit sourire en coin, du genre « j'ai compris, madame mouille le lit ». C'est certain qu'elle avait compris car, étant vendeuse dans ce domaine, elle avait dû en entendre, mais très professionnelle elle nous a conseillés avec discrétion. En fait on parle de « femmes fontaines ».

– De « femmes fontaines » ? Ce n'est pas banal, mais moi je trouve l'image très évocatrice et en tout cas parlante. Et qu'est-ce que tu peux dire à ce sujet ?

– Qu'une femme fontaine libère au moment de l'orgasme une quantité importante de liquide. Le terme d'éjaculation est employé pour décrire cette situation qui procure beaucoup de plaisir aux femmes. Une inondation des draps, comme je l'ai connue, peut même parfois s'observer, tant les quantités de liquide éjaculé sont importantes. Mais rassure-toi, en dehors des inconvénients « sanitaires », rien d'anormal ou plutôt top, car au moins tu sais que ta copine a vraiment joui ! Par contre, ce que j'ai souvent rencontré comme désagrément, c'est les femmes avec des vagins « mous », complètement relâchés. Je sais que normalement les parois sont très élastiques, ce qui permet au sexe de l'homme, quelle que soit sa dimension, de pouvoir y pénétrer. Mais parfois c'est vraiment super relâché, un vrai hall de gare ! J'avais même des difficultés à maintenir mon érection, quand elles étaient excitées et mouillées. Un vrai calvaire.

– Tu connais ce problème ?

– Oui. Je me suis bien documenté sur le sujet. La béance vaginale est assez courante et peut toucher la femme dès l'adolescence, mais surtout après les maternités. Cela reste assez tabou. C'est une ouverture anormale du vagin due à une anomalie ou à une faiblesse des muscles du périnée ou encore à des tissus relâchés. Cette anomalie a pour conséquence principale des bruits d'air vaginaux. Je me demande si ces femmes ne devraient pas se faire opérer. On refait bien des hymens, pourquoi on ne ferait pas de chirurgie pour retendre les parois !

Tom demande à Yvan s'il connaît les histoires qui circulent autour des jeunes filles qui font reconstruire leur hymen.

– Oui, bien sûr, car j'ai plein de copains maghrébins qui m'ont bien informé sur ce sujet.

– Si tu veux m'informer moi aussi, cela m'intéresse, je t'écoute.

– La plupart de ces femmes ont une histoire semblable : issues d'une famille traditionaliste qui réprouve les rapports sexuels hors du cadre strict du mariage, elles ont perdu leur virginité avant de rencontrer leur futur mari. À quelques semaines des noces, elles tentent de sauver leur « honneur » en obéissant à la règle qui veut que les draps nuptiaux soient souillés de sang le premier soir, attestant la rupture de leur hymen, et donc leur virginité jusque-là préservée. Pour ces femmes d'origines très diverses (sénégalaise, tunisienne, libanaise ou encore vietnamienne), si cette intervention est une démarche honteuse, elle est aussi parfois leur unique solution pour respecter la coutume.

– Tu as l'air d'en connaître un rayon, n'aurais-tu pas connu une telle histoire avec une belle musulmane ?

– C'est possible, mais je garde ça pour moi. Je peux encore te donner quelques précisions, si tu le souhaites.

– Bien sûr, c'est intéressant comme fait de société.

– La plupart des jeunes filles de confession musulmane disent que ce n'est pas très bien considéré au sein de leur communauté. En effet, les femmes doivent faire preuve de chasteté jusqu'à leur mariage.

– Comment font-elles pour donner l'illusion ?

– Depuis toujours, il existe de nombreuses techniques pour simuler la perte des tissus virginaux, comme le sang de bœuf répandu discrètement sur les draps, le sang des règles ou la capsule de sang placée au fond du vagin. Un hymen artificiel (une poche de plastique remplie d'un liquide rouge), produit par une société chinoise, a par ailleurs fait scandale en 2010, en Égypte, en promettant une seconde virginité pour la modique somme de 26 dollars.

– Comment se nomme cette intervention, et est-ce douloureux ?

– L'hymenoplastie est l'opération qui consiste à reconstruire l'hymen vaginal sans trace visible. La restauration de l'hymen est une intervention qui dure trente minutes en moyenne et les suites opératoires sont peu douloureuses.

– Question qui me vient à l'esprit, on dirait que même si tes copains musulmans t'ont branché sur la question, tu parais particulièrement bien informé sur le sujet : as-tu quelqu'un dans ta famille qui est spécialisé dans ce domaine ?

– En fait, mon oncle est un chirurgien qui a fait vraiment fortune dans cette chirurgie esthétique intime, non prise en charge par la « Sec soc » et qui lui a rapporté gros. C'est un tonton qui cartonne ! Il nous raconte les nouvelles techniques et nous confie que c'est incroyable le nombre de femmes, même de condition modeste, qui le consultent.

– Franchement, je ne me rends pas compte de ce que l'on peut proposer dans ce domaine vraiment intime et qui ne concerne que les femmes, et éventuellement leur partenaire. Pour autant que je comprenne que l'on se fasse refaire le nez, les seins qui se voient, mais le vagin, à part dans les camps de nudistes et encore, quel intérêt ?

– Détrompe-toi, la chirurgie esthétique du vagin et de la vulve est en plein boom. Pourquoi ? Selon une étude australienne, plus les femmes sont exposées à des images de lèvres et de vagins retouchés, plus elles ont tendance à les considérer comme normaux. J'étais comme toi mais quand mon oncle m'a donné la liste des anomalies qu'il pouvait corriger, j'ai halluciné, franchement !

– Je suis un peu curieux et peut-être que je vais envoyer ma nouvelle copine consulter ton oncle. Car depuis que je t'ai entendu, je me demande si elle est bien dans les normes. En attendant, je suis impatient de découvrir les tares vaginales !

– Bon, tu sais, j'aurais préféré que mon oncle t'explique lui-même, mais, comme il se plaît souvent à en parler, je commence à connaître celles qu'il traite principalement. La nymphoplastie de réduction correspond à la chirurgie esthétique de réduction des petites lèvres tombantes ou trop développées au niveau de la vulve de la femme. La chirurgie des grandes lèvres génitales se corrige par une sorte de lifting mais également en donnant du volume aux grandes lèvres avec la propre graisse de la patiente. Il existe aussi l'amplification du fameux point G par injection d'acide hyaluronique à travers la muqueuse dans la zone érectile. Et ce n'est pas fini, comme on dit la liste n'est pas exhaustive, mais on va s'arrêter là, car j'ai l'impression d'entendre tonton le plasticien du vagin !

– Moi, si j'étais une nana et que je devais refaire quelque chose à ce niveau, ce serait le diamètre de mon vagin quand c'est vraiment trop large. Mais tu dois savoir, Yvan, si cela est faisable et si cela en vaudrait la peine pour mon amie avec ses bruits d'air.

– D'après ce que dit mon oncle, il existe plusieurs solutions chirurgicales permettant de rajeunir le vagin. D'une façon générale, l'opération ne comporte pas de risques si elle est réalisée par un vrai spécialiste. Mais il peut y avoir des risques pour les autres organes sans parler d'un éventuel problème de cicatrisation. Il est également possible de faire appel au lipofilling pour rajeunir le vagin en pratiquant une injection de graisse sur les zones béantes afin de réduire le diamètre de la vulve. Mais la plus demandée est certainement la vaginoplastie qui rétrécit le diamètre du vagin et diminue donc la largeur de l'orifice vaginal.

– Tu veux que je sois honnête avec toi, je ne vais pas embarquer ma compagne dans une telle aventure et elle va rester avec son vagin d'origine, *made in France* !

# 7

# Fin de soirée

## Les couche-tard refont le monde… du périnée

Enfin la semaine se termine. On a bien mérité de passer un agréable moment autour d'un bon verre ou deux.

– Dites-moi les amis ! N'entendez-vous pas au loin le vrombissement d'un gros moteur rompant le silence de notre soirée.

– Oui ! Mais qui peut arriver aussi tard ? Ce doit être le docteur Juras dans sa super « Deudeuche », accompagné de son acolyte Bourcier. C'est le moment de les inviter à prendre un verre de bourgogne blanc dont ils sont amateurs.

– Surtout ne nous privons pas de leur poser les questions qui vont pouvoir nous éclairer sur le « mystère du périnée ».

Sans plus tarder, mais sans avoir oublié le verre de l'amitié, voici les derniers « survivants » de la soirée qui, malgré l'heure tardive, se lancent dans une série d'interrogations. Les amis ne laisseront pas partir nos experts aussi facilement. Il existe tant de questions qui certainement n'auront pas toutes les réponses attendues.

Mais qu'est-ce qui pourrait bien les intéresser à ce point ? Voici quelques-unes de leurs interrogations sur ce thème qui commence vraiment à les passionner.

## *Est-ce toujours un sujet tabou ?*

Assurément ! Les personnes hésitent à consulter. Pourtant, quels que soient la pathologie impliquée, le sexe ou l'âge, ces divers troubles diminuent fortement la qualité de la vie, qu'elle soit privée, sociale ou professionnelle. Elle est aussi une barrière à la vie affective et sexuelle. Elle est souvent liée à la notion de vieillissement et de dépendance. Peut-être que cela est en train de changer. C'est ainsi qu'une patiente, qui devait se faire opérer et à laquelle le chirurgien avait demandé de pratiquer un bilan urodynamique avant son opération, fit ce récit : « Quand j'ai demandé à mon mari s'il avait pu me trouver un rendez-vous, car on lui avait remis à l'hôpital une liste d'au moins vingt centres dans Paris et la région parisienne, il m'a répondu qu'il barrait au fur et à mesure les centres qui "affichaient complet". Enfin, il fut satisfait de m'annoncer : "Chérie, j'ai enfin trouvé une place !" Je lui fis alors ce commentaire : "Ce doit être la maladie du siècle pour qu'on ait autant de difficultés à trouver un rendez-vous !" »

## *Les troubles de la personnalité sont-ils souvent associés à ces affections ?*

Beaucoup des patientes que nous avons rencontrées depuis plus de trente années semblent perturbées et parfois désespérées. Elles sont restées des années sans en parler. Il existe très souvent un sentiment de honte dû à l'idée de perte de la féminité et à celle de la régression et de vieillissement associées aux mots « incontinence » et « descente d'organes ». Certaines personnes voient leur quotidien bouleversé par une vessie hyperactive : moins de sorties, moins de dîners, moins de voyages, restriction des activités sportives... Comme ces femmes, surtout confrontées à ces problèmes, souffrent en silence, c'est aux gynécologues, aux médecins généralistes et à tous les professionnels de santé prenant en charge la pathologie pelvipérinéale de leur parler, de les rassurer et de les traiter.

Tout professionnel de santé travaillant dans un secteur d'urologie a certainement déjà remarqué le nombre élevé de patientes qui viennent consulter pour des troubles urologiques ne présentant aucune lésion organique. Il n'est pas rare non plus de constater leurs répercussions sur le psychisme et sur la vie sexuelle de ces patientes.

La proximité et les rapports anatomiques étroits entre l'appareil urinaire et l'appareil génital, leur organisation commune, rendent compte des composantes psychogènes rencontrées dans les causes de certains symptômes urologiques, symptômes qui sont, de plus, vécus avec angoisse.

D'autre part, la plupart de ces symptômes psychosomatiques peuvent avoir pour la malade des aspects qu'il faut savoir déceler. Par exemple, telle cystalgie ou douleur génito-urinaire servira d'alibi à l'évitement des rapports sexuels.

S'il ne peut être défini de structure de personnalité encline à l'incontinence, il est fréquent de retrouver chez les femmes présentant une vessie hyperactive un terrain dépressif sous-jacent. Ce sont des patientes qui présentent souvent un schéma corporel altéré, avec une difficulté de représentation de la sphère génito-urinaire. Ces patientes ont d'autre part une grande labilité émotionnelle, une forte réactivité neuro-végétative. Ainsi, nous avons particulièrement remarqué à l'origine de ces incontinences urinaires : la fréquence des conflits de couple, la fréquence du veuvage. Dans ces deux cas, les événements déclencheurs viennent en quelque sorte aggraver ces patientes déjà fragiles. Elles remettent en question leur féminité, leur pouvoir de séduction et ce d'autant plus que l'incontinence est amorcée. Cet état dépressif rend compte de l'anxiété de ces patientes, qui souvent présentent une pathologie colitique ou gastrique associée, et, dans d'autres cas, des crises de tétanie ou des bouffées d'angoisse. Les patientes présentant une pollakiurie (ou envie très fréquente d'aller uriner) sont souvent agitées, « stressées ». Nous pouvons mentionner certaines femmes qui déclarent oublier leur pollakiurie dès qu'elles sont concentrées, absorbées par une tâche qui les passionne.

Enfin, il serait possible de classer deux types de patientes. Celles qui se retiennent sans cesse, se contiennent au niveau de leur vessie, comme au niveau de leur vie. Elles présentent de forts traits de personnalité obsessionnelle, toujours tendues, elles contiennent mal leur agressivité et ont un tonus pelvien souvent élevé : des patientes que nous qualifierons de « stressées » du périnée. C'est dans ce groupe que l'on retrouve avec la plus grande fréquence les cas de cystalgie, vaginisme, dyspareunie, rétention urinaire. Les patientes qui « se laissent aller » souffrent plus particulièrement d'incontinence urinaire d'effort, de prolapsus et de troubles de la commande du périnée.

Il semble évident qu'une femme sans affection psychique particulière sera naturellement perturbée par l'apparition de fuites urinaires, d'autant plus que son image de femme est forte, que sa profession est à haute responsabilité, qu'elle appartient à un milieu favorisé. Pour dire vrai, il y a quelque chose « qui ne colle pas ». Dans ma vie professionnelle, « je suis au top », réussite, honneur, argent, et puis le malheur s'abat sur moi : je fuis, je suis incontinente. C'est la raison pour laquelle nous rencontrons des attitudes et des comportements très caractéristiques de ces patientes qui viennent consulter : l'agressivité ou la dépression. La prise en charge psychothérapeutique a idéalement sa place ici, mais en pratique ces patientes refusent cette introspection psychologique.

Depuis l'apparition récente de la rééducation comportementale ou cognitive qui s'adresse vraiment plus à la pathologie non organique, nous la proposons spécifiquement à ce type de patientes. Elles ne sont guère enthousiastes. En effet, elles imaginent que l'on ne prend pas au sérieux leur trouble ou que l'on étiquette leur pathologie vésicale de psychosomatique. Aussi, souvent, elles disent : « Vous croyez que c'est dans ma tête, mais je ne suis pas folle », ou *a contrario*, elles confirment que c'est nerveux, lié au stress, à l'angoisse. C'est, évidemment, ce type de patientes qui restent le plus difficiles à traiter.

## *L'environnement peut-il jouer un rôle ?*

Autrefois, les femmes présentant des descentes d'organes travaillaient dans les usines ou dans les champs. Elles avaient des métiers pénibles avec des stations debout prolongées et étaient souvent astreintes au port de charges lourdes. À présent, ce sont des femmes qui n'exercent plus de tels métiers mais qui sont aussi très actives. On leur confie de plus en plus leurs petits-enfants, ce sont des grands-mères qui se plaisent à voyager. Mais surtout de très jeunes femmes qui se sont lancées à corps perdu, oserait-on dire à « périnée perdu », dans le sport. Enfin, certains métiers qui nécessitent de rester longtemps debout, de se pencher et de soulever des charges. On peut parler de véritables professions à risque périnéal. Sont très concernées les agents de services, les professeurs des écoles, les serveuses, les vendeuses, les animatrices…

On pourrait donc proposer l'expression « périnée et société ». En effet, l'augmentation de l'espérance de vie qui avait marqué le pas est repartie à la hausse : 78,9 ans pour les hommes et 85,4 ans pour les femmes. Ce qui signifie un risque accru de prolapsus pour les mamies actives, de troubles prostatiques et érectiles chez les hommes seniors.

À ce sujet, il existe un juste retour des choses qui rend un peu d'égalité dans les troubles du périnée. Les femmes qui, autrefois, travaillaient « dur » dans les champs et dans les milieux agricoles, présentaient très souvent des prolapsus (on parlait alors de descente de la matrice). Quelques années se sont écoulées et beaucoup de fermes ou de maisons rurales, voire de propriétés à la campagne, font la fierté et la joie de nouveaux propriétaires terriens. Que font ces propriétaires pendant leur week-end ? De longues promenades au grand air pour récupérer un peu d'oxygène qui leur fait défaut à la ville, et beaucoup d'activités physiques. Certaines filles de bonne famille ont une véritable passion pour les sports équestres, pas du tout recommandés pour le plancher pelvien, contrairement à ce qu'on a coutume d'entendre. Il est de bon ton d'avoir un potager écologique et, après avoir pris plaisir aux joies du jardinage, avec les positions accroupies, penchées et le port de charges, le périnée est surmené en fin de week-end. On peut même, en fin de journée, transporter des bûches pour augmenter le plaisir du feu de cheminée de la maison de famille. Bien entendu, quand la fin du week-end approche, on n'oublie pas de rapporter les bons légumes du jardin, des fleurs et parfois quelques objets de brocante lorsqu'on est allé chiner. Mais ce n'est pas fini pour ce périnée, il faut encore décharger la voiture, après de longues heures dans les embouteillages. Que de pressions sur ce plancher pelvien : ainsi on comprend mieux l'expression « périnée des champs ». Il s'agit d'un juste retour des choses. Autrefois, cultiver la terre était un métier difficile. À présent, c'est un hobby pour certaines femmes. Le seul point commun est que ces deux situations bien différentes conduisent au même résultat : la descente d'organes.

Un autre fait de société est la garde des petits-enfants par les grands-parents, ceux qu'on appelle maintenant les « ChicOufs ». Pourtant, l'aide des grands-parents, si elle est ancestrale, semble être de plus en plus sollicitée par leurs propres enfants, plus que jamais actifs. Les grands-mères qui sont plus jeunes, en bonne santé et avec des petits-enfants plus jeunes consacrent plus de temps à la garde de leurs petits-enfants. Mais l'étude SHARE[1] sur la grand-parentalité en Europe, publiée en France par l'université Paris-Dauphine, démontre que l'implication des grands-parents est souvent liée aux politiques familiales des pays concernés. En France, les parents travaillent généralement à temps plein. L'État a mis en place des structures de garde des jeunes enfants, comme les crèches, puis l'école maternelle. Les prestations familiales sont également généreuses afin de couvrir une partie des frais de garde d'enfant. C'est donc sans surprise que la France se trouve parmi les pays dont le taux de grands-parents gardant quotidiennement leurs petits-enfants est le plus faible d'Europe : 2 % en Suède et au Danemark, 7 % en France. Cependant, en cas d'imprévu, comme une nounou malade, une crèche fermée, l'impossibilité de poser un congé pour enfant malade… En France, la moitié des grands-parents soutiennent ainsi leurs enfants en cas de pépin. Contrairement aux grands-parents aujourd'hui disponibles, ceux de demain seront encore au travail à 65, voire à 70 ans. Comment feront les mères qui s'appuyaient sur leurs parents pour garder quotidiennement ou ponctuellement leurs enfants ? Les grands-mères toujours actives pourraient être incitées à prendre leur retraite plus tôt, bien que cela signifie perdre le droit à une retraite complète. Ne parlons pas des petits-enfants que la grand-mère va garder pendant les vacances scolaires, et ce de plus en plus avec les divorces de leurs enfants. Ces gardes très attendues par les mamies « surmènent » leur périnée d'autant plus que les petits-enfants sont jeunes ou constituent une vraie tribu.

1. Glaser K., Price D., Montserrat E. R., Di Gessa G., Tinker A., « Grand-parentalité en Europe : la politique familiale et le rôle des grands-parents dans la garde d'enfant », *Grands-Parents*, mars 2013.

La mamie après les vacances scolaires est contente de les remettre à sa propre progéniture, et son périnée mis à rude épreuve est lui-même satisfait d'un peu de repos bien mérité.

## *L'historique de la rééducation du périnée*

Le réentraînement des muscles du plancher pelvien dans le traitement non chirurgical de l'incontinence urinaire a été décrit depuis fort longtemps dans des livres chinois qui traitent du « *deer exercise* » qui fait partie des techniques du taoïsme depuis six mille ans[1]. Des textes anciens venus de l'Inde rapportent des exercices similaires (Ashwini Mudra), pratiqués par les yogis. Hippocrate et Galien, eux aussi, ont décrit des exercices de renforcement du plancher pelvien que l'on pratiquait dans des bains ou dans des *gymnasium* de la Grèce et de la Rome antiques. On pensait à cette époque que le renforcement de ces muscles allait améliorer la santé, la longévité, le développement spirituel et la santé sexuelle.

Margaret Morris élabore une méthode d'éducation corporelle appliquée à la danse, à l'éducation physique, à l'école, au sport et à la thérapie. Elle a introduit le réentraînement des muscles du plancher pelvien dans la médecine moderne en 1936[2]. Dans son ouvrage, elle décrivait les avantages

1. Cohen K. S., *The Way of Qigong : The Art and Science of Chinese Energy Healing*, New York, Ballantine Books, 1997. – Chang S. T., *Tao of Sexology : The Book of Infinite Wisdom,* Rochester, Tao Publishing, 1988.
2. Morris M., *Maternity and Post-Operative Exercises,* Londres, William Heinemann Medical Books, 1936.

des techniques de tension/relaxation dans le traitement de l'incontinence urinaire ou anale. Elle introduisit cette méthode en Angleterre dans la profession de physiothérapeute.

Au début des années 1950, un chirurgien américain, Arnold H. Kegel[1], avait remarqué que certaines de ses patientes opérées pour incontinence urinaire présentaient des récidives assez rapidement. Il avait été surpris par la mauvaise qualité de la musculature périnéale de ces femmes. C'est ainsi que A. H. Kegel, en accordant au muscle pubo-coccygien l'importance qu'il méritait, préconisa à ses patientes des exercices de renforcement au lieu de recourir d'emblée à une intervention. Il réussit même à la supprimer dans un certain nombre de cas[2]. De plus, les femmes, contentes d'avoir pu éviter une opération, avaient amélioré leur fonction sexuelle.

A. H. Kegel a été l'inventeur du périnomètre (appareil qui à l'aide d'une sonde gonflable mesure la force des muscles du périnée) et surtout, des exercices de renforcement des muscles pubo-coccygiens les « *PC muscles* ». Cette méthode est devenue universelle avec les exercices de Kegel : aux États-Unis, on parle même de « kegeling » tant ces exercices sont devenus populaires. Cette méthode simple a été proposée dans le but de restaurer le tonus et la force des muscles périnéaux endommagés par l'accouchement ou après une intervention chirurgicale portant sur le petit bassin féminin (incontinence urinaire, prolapsus, hystérectomie…).

1. Kegel A. H., « Physiological treatment of poor tone and function of the genital muscles and urinary stress incontinence », *Western Journal Surgery,* 1948, 2 (5), p. 213-216.
2. Kegel A. H., « Physiologic therapy for urinary stress incontinence », *Journal American Medecal Association*, 1951, 146, p. 915-917. – Kegel A. H., « Progressive resistance exercise in functional restoration of the perineal muscles », *American Journal of Obstetrics Gynecology*, 1958, 56, p. 546-550.

L'introduction en France de la notion de périnée n'a pas été évidente. Ce terme – qui correspond bien à une entité anatomique connue des obstétriciens sous le terme de « périnée obstétrical » ou par les chirurgiens comme « périnéorraphie » – n'évoquait aucune image dans notre société dans les années 1970. C'est surtout en raison de l'intérêt porté sur le rôle que joue le pubo-coccygien dans la fonction sexuelle qu'il a pris une telle importance. Si le tonus musculaire de l'ensemble du corps influe sur le fonctionnement sexuel à tous les niveaux, la tonicité vaginale et la contractilité musculaire représentent deux composantes essentielles. Son rôle dans notre plaisir est rarement évoqué… Ce n'est que dans certaines traditions asiatiques (taoïsme et tantrisme) que le plancher pelvien est cité comme un puissant allié orgasmique. Les taoïstes utilisaient des œufs en jade pour renforcer leur région sexuelle et augmenter leur *ching chi* (énergie sexuelle) ainsi que leur force vitale. En même temps, les exercices avec les œufs en jade permettaient de développer la force intérieure et le contrôle de leur propre sexualité. Cette zone particulièrement innervée, et donc sensible, est mobilisée lors du rapport sexuel, et de l'orgasme également.

« Ce muscle existe, je l'ai rencontré[1]. » Cette formule peut s'appliquer aux muscles de l'appareil locomoteur ; en effet, que l'on ait conscience de son « triceps sural » ou de son « sterno-cleido-mastoïdien » : on marche et on bouge la tête. Il n'en est pas de même pour la musculature périnéale, on l'ignore généralement. Ce sont les travaux de Béthoux[2] et

1. Bourcier A., Juras J., « Traitement physiothérapique », *in* Bourcier A., Juras J. (dir.), *Urodynamique et réadaptation en urogynécologie,* Paris, Vigot, 1986, p. 209-235.
2. Béthoux A., Bory S., Huguier M., Lan L. S., « Une technique radiologique d'exploration des prolapsus génitaux et des incontinences d'urine : le colpocystogramme », *EMC Radiodiagnostic*, 1967, A10, 34, p. 630.

plus tard Juras[1] qui ont représenté une étape fondamentale dans la connaissance de la cinétique pelvienne. Ils ont pu démontrer, grâce à des clichés radiologiques, la dynamique du périnée. Leurs études furent déterminantes dans l'approche des prolapsus, et il faut leur rendre hommage car ils furent précurseurs dans ce domaine. Malheureusement, il existe un énorme fossé entre les recherches sur la fonction périnéale et leur application pratique. Au sein de notre culture, il est difficile d'avoir conscience de ce muscle PC (muscle pubo-coccygien) du fait de son implantation dans la partie la plus intime du corps humain[2]. La méconnaissance par la mère de sa propre anatomie « gynécologique » rend difficile l'éducation de sa ou de ses filles. L'absence de formation des enseignants dans ce domaine ne peut en aucun cas rendre une première approche anatomique pédagogique possible. Fort heureusement, la nouvelle pratique des médecins permet dans la plupart des cas de pratiquer une évaluation du tonus et de la force de contraction du périnée.

D'autres cultures, notamment orientales, sont plus au fait du rôle de cette musculature. En Asie et surtout au Moyen-Orient, les danses sont synonymes de plaisir autant pour les danseuses que pour les spectateurs. Elles bougent leur bassin et une grande partie des mouvements consistent à déplacer l'un ou l'autre muscle pelvien, indépendamment du reste du corps. De nombreuses Asiatiques ont été éduquées très tôt pour faire travailler leurs muscles PC. Il existe également des

---

1. Juras J., « L'examen clinique des prolapsus », *in* Scali P. et Warrell D. W. (dir.), *Les Prolapsus vaginaux et l'Incontinence urinaire chez la femme*, Masson, Paris, 1981, p. 45-51.
2. Bourcier A., « Rééducation du plancher pelvien », *in* Bourcier A. (dir.), *Le Plancher Pelvien : Explorations fonctionelles et réadaptation,* Paris, Vigot, 1991, p. 193-228.

ethnies qui, à l'inverse de notre culture, ont une connaissance de la région périnéale (Africaines, Brésiliennes, Indiennes) et bien souvent cette éducation « périnéale » est à des fins sexuelles.

Le problème de la méconnaissance de cette région anatomique réside essentiellement dans la conjonction de trois éléments :

- un manque d'information des femmes sur leur périnée en dehors de celles qui assistent à des cours de préparation à l'accouchement ;
- une formation limitée et peu pratique des médecins et des thérapeutes sur l'évaluation du périnée (testing) ;
- le fait que nombre de patientes ignorent la situation de cette musculature et la confondent très souvent avec leurs muscles abdominaux.

Toutes ces constatations dans notre expérience nous avaient amené à penser avec A. Pigné qu'il était possible de classer les femmes en trois catégories[1] :

- catégorie I : femmes ayant des releveurs (PC) et sachant s'en servir, soit 30 % ;
- catégorie II : femmes ayant des releveurs (PC) et ne sachant pas s'en servir, 50 % ;
- catégorie III : femmes n'ayant pas de releveurs (PC), mais qui auraient bien voulu s'en servir, soit 20 %.

Fort heureusement, dans les années qui viennent, les informations sur les sites Internet, les blogs, les forums vont vraiment changer la donne !

1. Bourcier A., Pigné A., « Traitement des incontinences urinaires et des prolapsus vaginaux. Cours de rééducation urogynécologique », *Monographie de l'Université Jean Monnet*, Saint-Étienne, 1981.

## *La rééducation périnéale, une particularité française ?*

En France, c'est en 1977 qu'Alain Bourcier se rend pour un voyage d'études à UCLA, Los Angeles. Il y rencontre la veuve du docteur Arnold Kegel, mais également, les professeurs S. Raz et D. Ostergard, deux sommités mondiales dans le domaine de l'incontinence urinaire et des prolapsus. En rentrant en 1978, il organise les bases de la rééducation périnéale. Mais c'est en 1981 qu'une première formation pour les professionnels de santé sera proposée à Saint-Étienne (CRUG) sous l'impulsion du professeur Minaire et d'Alain Bourcier[1]. Très vite, d'autres cours seront dispensés à Montpellier (GRESP), à Paris (IFRUG et SISMA), à Mulhouse (ALISTER), à Toulouse (CEFIPS), et même à l'étranger avec notamment la Belgique, la Suisse, l'Espagne, l'Italie et, plus récemment, le Brésil, le Maroc, suivant les méthodes et les techniques françaises. Quelques années plus tard dès 1982 il propose une classification du post-partum[2].

Une date qui restera importante pour le périnée français est 1985 ! En effet par le décret Évin du 2 août, sous l'impulsion de Pierre Minaire (Saint-Étienne), d'Albert Leriche (Lyon), d'Alain Pigné (Paris) et d'Alain Bourcier (Paris), la rééducation postnatale avec électrostimulation va être prise en charge par la Caisse primaire d'assurance-maladie. Il y a donc de nombreuses années que cette rééducation existe et est remboursée, en France, par la CPAM.

1. *Ibid.*
2. Bourcier A., « Rééducation et urodynamique dans le post-partum », *Les Dossiers de l'obstétrique*, 1982, 85, p. 19-33.

C'est aussi une particularité française. Il y a eu un certain nombre d'articles dans la presse anglo-saxonne écrits par des journalistes étrangers résidant en France et qui ont donné naissance à un enfant dans notre pays. Même si l'humour anglo-saxon est légendaire, on retrouve un style ironique, voire sarcastique, dans ces articles. Le ton est donné avec celui de Janine Di Giovanni dans *The Guardian*[1] qui écrit : « Mon fils Luca avait à peine 3 jours, lorsqu'une jolie infirmière me laissa un morceau de papier au chevet de mon lit. "Qu'est-ce que c'est ?" lui demandai-je, embarassée et sursautant, car je donnais le sein. L'infirmière ronronna mystérieusement : "C'est pour votre mari." Il s'agissait d'une prescription qui est une tradition en France, un procédé connu sous le nom de rééducation périnéale après accouchement, "*perineal retraining after childbirth*". » Un autre article très connu qui a été largement diffusé est celui de Claire Lindberg, qui écrit, dans *The Telegraph*[2] : « Inside my amazing and embarrassing "postnatal perineal re-education" class, paid for by la France ». Elle ajoute avec humour que : « La France est l'un des seuls pays qui sponsorise un tel programme, et l'idée qui se cache derrière tout cela, est qu'en France, chacune veut être capable de reprendre une activité sexuelle avec son mari aussitôt que possible. » Elle conclut que le gouvernement veut aussi s'assurer que vous pourrez avoir un autre enfant facilement et dit merci pour cet encouragement, grâce auquel le taux de natalité en France est à présent le second dans l'Union européenne.

1. Di Giovanni J., « We will teach you to make love again », *The Guardian*, 26 mars 2009.
2. Lindberg C., « The french government wants to tone my vagina », *The Telegraph*, 15 février 2012.

Ruth Foxe Blader[1] écrit dans le *New York Times* : « *It's standard to strengthen the pelvic floor so you don't have urinary incontinence problems later in life* », et conclut avec certitude : « *We don't do that in America.* » Sur son blog, Bonnie Rochman publie « Why France pays for postpartum women to "re-educate" their vagina[2] ».

Bien d'autres articles sont proposés dans ce contexte dubitatif : est-ce que cela en vaut la peine ? Car en France, toutes les mamans ont le droit de faire dix séances gratuites de rééducation du plancher pelvien, suivies de séances de gymnastique abdominale. Les séances qui sont payées par le gouvernement français comprennent des appareils de stimulation électrique, jeux sur ordinateur qui aident à la récupération après accouchement.

Il est vrai que nous avons cette chance unique de pouvoir bénéficier de la prise en charge de la rééducation périnéale. Dans les années 1990, les professionnels de santé qui suivaient ces formations avec des experts mais qui avaient surtout l'obligation de faire des formations pratiques, montraient une grande motivation et un grand intérêt, leur niveau de compétence était très satisfaisant. Les résultats obtenus avec un nombre très limité de séances évitaient dans la majorité des cas le recours à un geste chirurgical. Ce furent les « grandes glorieuses » de la rééducation : les résultats étaient tels que les chirurgiens auraient pu être au chômage ! Mais, depuis une dizaine d'années, il en est tout autrement : ils peuvent dormir tranquilles ! Le nombre de poses de bandelettes pour

1. Foxe Blader R., « The re-education of my perineum », *The New York Times*, 12 août 2013.
2. Rochman B., « Why France pays for postpartum women to "re-educate" their vagina », *Blog Family Matters*, 22 février 2012.

traiter l'incontinence urinaire dépasse les 40 000 par an. Il est quand même surprenant de recevoir des patientes toujours incontinentes après 40, 60 et parfois 80 séances de rééducation ! Bien sûr, elles ont connu toutes les techniques, méthodes mises sur le marché... Il faudrait s'interroger sur ce phénomène et se poser des questions[1]. D'abord de bon sens : les professionnels sont-ils actuellement mal formés ? Puis des interrogations plus scientifiques : facteurs environnementaux ? anatomie périnéale différente ? morphologie modifiée ? excès de sport à fort impact ? âge des maternités plus avancé ? Et n'excluons pas l'intrication de plusieurs de ces facteurs.

À un moment où la demande va exploser, que la Sécurité sociale a de plus en plus de problèmes, il va être nécessaire de s'installer autour d'une table pour réfléchir à ce qu'il conviendrait de faire pour limiter des dépenses inutiles. C'est probablement la raison pour laquelle récemment a été discuté ce problème, au cours d'une réunion du Collège national des gynécologues et obstétriciens français, sur les recommandations pour la pratique clinique du post-partum[2].

En résumé, les points essentiels à retenir :

• Si la rééducation du post-partum est largement répandue en France, il existe de très nombreuses « techniques » et des pratiques très disparates tant sur l'indication que sur les modalités pratiques de réalisation.

• Cette rééducation du post-partum améliore l'incontinence urinaire à court terme (1 an), mais pas à long terme (6-12 ans).

---

1. Bourcier A., « La rééducation postnatale est-elle une particularité française ? », *Livre des abstracts*, 193, Congrès Genesis, Paris, janvier-février 2017.

2. « CNGOF 2015 : Rééducation périnéale et abdominale dans le post-partum : recommandations pour la pratique clinique post-partum », communication du 9 janvier 2016.

• La rééducation périnéale précoce (dans les deux mois suivant l'accouchement) n'est pas recommandée.
• Par ailleurs, la rééducation périnéale n'est pas plus efficace lorsqu'elle est guidée par un thérapeute que si l'on suit de simples conseils de contraction volontaire des muscles du plancher pelvien, pour traiter ou prévenir un prolapsus ou des dyspareunies.

Aussi nos réflexions vont-elles dans le même sens et c'est d'autant plus attristant d'avoir démontré les bénéfices de cette rééducation dans le cadre du post-partum, d'avoir réussi à convaincre les autorités pour la prise en charge pour, trois décades plus tard, faire face à un triste constat : est-ce bien utile ?

La question que nous nous sommes toujours posée paraît légitime : pour quelle raison les autres pays n'ont pas adopté cette rééducation périnéale après accouchement ? Parce qu'elle a été conçue par des Français ? Parce qu'elle a un coût important ? Parce qu'elle n'a jamais été prouvée scientifiquement ?

C'est donc une réelle préoccupation qui va susciter beaucoup de discussions, de débats, mais allons-nous arriver à un véritable consensus ? Bien entendu, ce débat ne concerne que la rééducation périnéale dans le cadre exclusif du post-partum. En effet, la rééducation du plancher pelvien, nommée dans la littérature internationale « *pelvic floor rehabilitation* », moins souvent « *pelvic floor physical therapy* », parfois « *pelvic floor re-education* », reste le traitement conservateur le plus proposé dans la prise en charge des dysfonctionnements du périnée (incontinence urinaire, anale, prolapsus). Plusieurs sociétés médicales savantes internationales comme ICI (International Consultation on Continence), OMS (Organisation mondiale de la santé), ICS (International

Continence Society), IUGA (International Urogynecological Association) recommandent le réentraînement des muscles du plancher pelvien comme traitement de première intention, cité sous l'appellation « *first-line treatment* ». Ces programmes de rééducation, bien différents d'un pays à l'autre, ont cependant un point commun : ils sont recommandés avant le traitement médical pour l'incontinence par hyperactivité vésicale et avant la chirurgie pour l'incontinence urinaire d'effort.

## *Quelles perspectives pour l'avenir ?*

On parle de plus en plus de remise en forme pour les seniors, et bientôt de nouveaux établissements pour la prévention du vieillissement des seniors vont ouvrir. Les raisons sont nombreuses pour entreprendre un programme de remise en forme à l'âge de la retraite : « être en forme ». Ce concept est proposé pour s'occuper de ses petits-enfants (parfois de ses propres parents), pour pratiquer des loisirs sportifs, pour faire des voyages, continuer à plaire et à se plaire, améliorer son état de santé et sa qualité de vie.

Les programmes d'activité physique permettent tous : de lutter contre la fonte musculaire, de lutter contre l'ostéoporose, d'améliorer l'endurance et les capacités respiratoires, d'améliorer l'équilibre et de prévenir les chutes, de diminuer les risques de maladies cardio-vasculaires, de diabète et de maladies dégénératives…

Mais aucun d'entre eux, même les plus onéreux, les plus sophistiqués, ne proposent : « Amélioration de la continence et de la sexualité » ! Alors à quoi bon avoir un bon cœur, de bonnes articulations si on ne peut pas retenir ses urines, si on n'a plus que des érections molles et si sa compagne a un prolapsus ! Imaginez faire une croisière, vous inscrire à un cours de danse, pour retrouver l'âme sœur après un long veuvage et une fois le chagrin surmonté, et paf, la fuite inopinée qui gâche tout !

Ne croyez pas que les personnes un peu âgées soient les seules concernées dans ce type d'aventure. Les jeunes femmes ne seront pas épargnées par la recrudescence de l'incontinence urinaire d'effort en rapport avec le nouvel engouement pour les sports à fort impact qui comportent des contacts et des sauts, sans parler des sports extrêmes dont les hyperpressions abdominales surmènent un périnée souvent fragile.

Bien souvent cette activité sportive, associée à un relooking, à un programme diététique, appartient à un projet : faire des rencontres dans la vie de tous les jours. Bien entendu, le plancher pelvien sera lui aussi « révisé » et traité si nécessaire !

Ce n'est pas une mince affaire de rencontrer quelqu'un, tant il faut pour cela parvenir à surmonter ses inhibitions, ses peurs, les difficultés pratiques qui peuvent se dresser entre les individus. Bien sûr, il existe un site de rencontres jouant avec humour sur l'idée de supermarché des rencontres où les femmes peuvent faire leurs emplettes en choisissant les hommes à leur goût. Mais pour trouver celui qui sera l'élu, il faudra être performante et ne pas négliger « son périnée » !

Récemment, dans les médias, on pouvait lire les titres suivants :

« Jusqu'à quel âge pour faire un enfant ? », « Grossesse : quel âge limite pour tomber enceinte ? », « Maternité : l'âge limite pour avoir un enfant ? ». Ces sujets sont donc de plus en plus d'actualité avec nombre de femmes qui désirent un enfant après 40 ans et d'hommes qui sont pères après 60 ans. Et le périnée dans tout ça ?

Le périnée de l'homme joue également un rôle très important dans la vigueur de ses érections. Lors de l'érection, les muscles du périnée (qui est situé entre la base du pénis et l'anus) se contractent et retiennent le sang qui a afflué dans le pénis. Ils aident ainsi à prolonger l'érection. Ainsi, plus le périnée de l'homme est solide, plus l'intumescence sera forte. Maintenir cet état reste un privilège, mais pas de l'âge ! Il faut être en bonne condition physique, sans problèmes diabétique ni cardio-vasculaire, ce qui nécessite une bonne hygiène de vie. Redoubler les séries des exercices de Kegel semble une autre nécessité. Quant à notre charmante nouvelle maman d'après 40 ans, il faudra redoubler de vigilance et ne pas négliger la « vraie » rééducation périnéale « à l'ancienne », celle qui donnait de bons résultats. Ne pas entreprendre trop rapidement les cours de fitness, certes indispensables à un âge où les muscles et les tissus ont tendance à se relâcher. Redoubler les séries de contractions des muscles du périnée et ne pas oublier l'autorééducation à domicile qui s'avère encore plus utile chez ces femmes très actives, dynamiques et peu disponibles.

Si autrefois on pouvait parler de périnées des champs, actuellement on parle de périnées des villes. Plus encore, les salles d'attente ont changé par leur fréquentation et souvent ressemblent aux grandes institutions internationales, où l'on peut rencontrer des femmes de tous les pays du monde.

## *Fin de soirée : un au revoir !*

On va essayer de faire une courte synthèse avant de vous quitter avec regret car nous avons, J. Juras et moi-même, passé une excellente fin de soirée en votre compagnie.

Il existe, assurément, une véritable égalité : que l'on soit riche ou pauvre, de droite ou de gauche, blanc ou noir, de telle ou telle religion, tout passe par ce petit muscle qui est plus qu'un plancher, il joue un rôle essentiel dans l'épanouissement de la personnalité.

Après les consultations auprès des gynécologues pour nos compagnes, des urologues pour nos compagnons et des gériatres pour tous, on aura besoin certainement d'autres spécialistes qui viendront grandir les rangs. De nouveaux centres verront le jour.

En attendant, prenez soin de votre périnée, oh pardon de votre plancher pelvien. Si on dit aux États-Unis : « *Take care of your pelvic floor* ! », en Angleterre : « *Hold it ! sister* », en France, nous préférons modifier le slogan de la RATP : « Je contracte, je monte et je valide »… plus utile pour votre périnée et tellement facile. Pour ceux qui roulent dans leur voiture, dans les embouteillages, un conseil : contractez, respirez, relâchez !

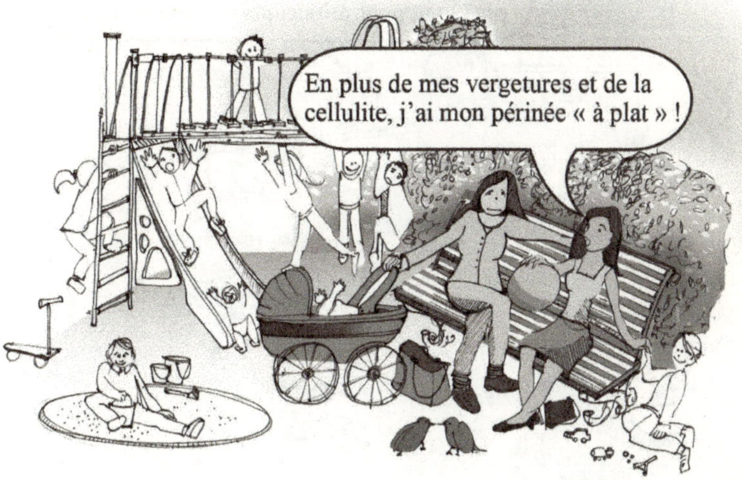
En plus de mes vergetures et de la cellulite, j'ai mon périnée « à plat » !

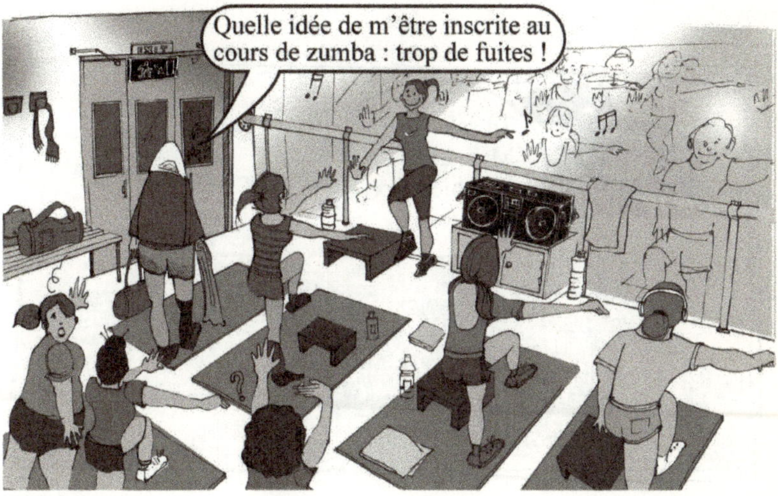
Quelle idée de m'être inscrite au cours de zumba : trop de fuites !

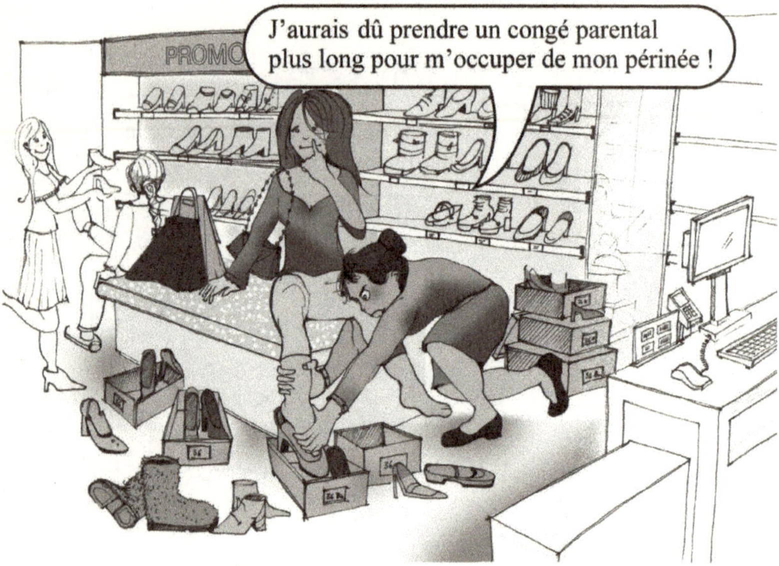
PROMO
J'aurais dû prendre un congé parental plus long pour m'occuper de mon périnée !

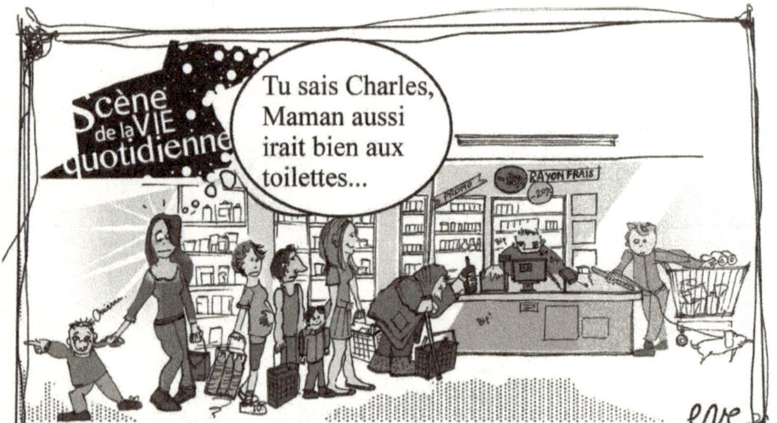
Scène de la VIE quotidienne
Tu sais Charles, Maman aussi irait bien aux toilettes...
PROMO
RAYON FRAIS
eve

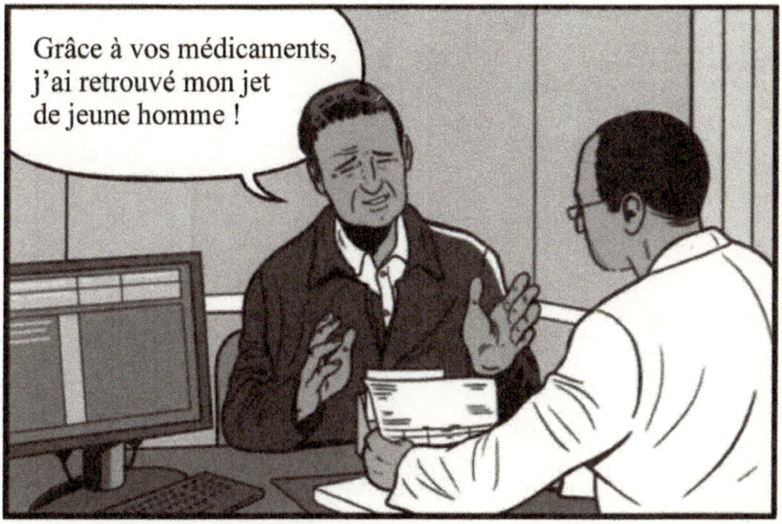
Grâce à vos médicaments, j'ai retrouvé mon jet de jeune homme !

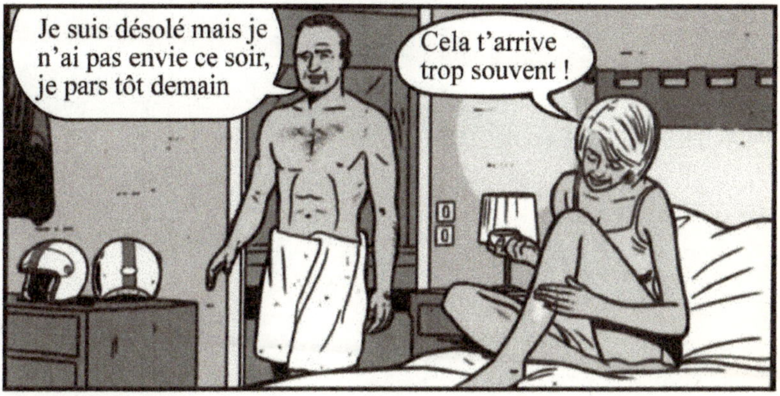
Je suis désolé mais je n'ai pas envie ce soir, je pars tôt demain
Cela t'arrive trop souvent !

DEUXIÈME PARTIE

# La science du périnée

une part plus importante pour l'incontinence urinaire car mieux connue du corps médical, plus médiatisée et probablement moins taboue. Les autres perturbations intéressent les troubles du bas appareil urinaire, les troubles anorectaux et les dysfonctionnements sexuels.

Les causes des dysfonctionnements périnéaux sont complexes et élucidées partiellement. Ceux-ci résultent des interactions entre différents facteurs, aboutissant à la fragilisation du soutien périnéal, qui sont multiples et souvent intriqués. On peut invoquer : des facteurs prédisposant (ethnique, génétique, environnemental), des facteurs déclenchants (grossesse, accouchement, ménopause, chirurgie) et des circonstances aggravantes (constipation, obésité, maladies respiratoires chroniques, profession, sport). Chez l'homme, les dysfonctionnements sont représentés essentiellement par la pathologie de la prostate et la dysfonction sexuelle.

## *Chez la femme*

### Les facteurs génétiques

Une incidence élevée des prolapsus dans certaines familles a été observée, et des études sur des jumelles ont corroboré ces résultats. Des prolapsus ont été observés chez des jeunes femmes sans enfants (nullipares), rendant hautement probable l'existence de causes génétiques[1]. Ces constatations appuient la théorie d'une composante familiale héréditaire certaine.

---

1. Ward R. M. et coll., « Genetic epidemiology of pelvic organ prolapse : A systematic review », *American Journal Obstetrics and Gynecology*, 2014, 211 (4), p. 326-335.

Subir une césarienne semble être moins fortement relié à un prolapsus ultérieur des organes pelviens[1]. Cependant, la césarienne programmée ne pourrait pas préserver de l'apparition d'une incontinence ou d'un prolapsus, lorsqu'il existe un passé familial à risque.

## Les facteurs ethniques

Il existe une différence selon les origines. Les femmes blanches courraient un risque accru de présenter une incontinence à l'effort. Ces différences en matière de fréquence pourraient être attribuables aux différences anatomiques et physiologiques inhérentes aux différents groupes ethniques. Le risque de prolapsus est plus élevé dans la population blanche. Les femmes noires et les Asiatiques font moins de prolapsus et d'incontinence. Cependant, ces différences semblent s'estomper avec l'uniformisation mondiale des modes de vie[2], cela pouvant expliquer en partie l'augmentation croissante des patientes de différentes origines touchées et ce de plus en plus jeunes.

## Les facteurs tissulaires

Toute altération du tissu collagène représente un facteur non négligeable. Le collagène fait partie d'une famille de protéines qui ont pour fonction de conférer aux tissus une

1. Larsson M. D. et coll., « Cesarean section and risk of pelvic organ prolapse : A nested case-control study », *American Journal of Obstetrics and Gynecology*, 2009, 200 (3), p. 243-244.
2. Fatton B. et coll., « Physiopathologie du prolapsus génital », *in* Bourcier A. P., McGuire E. J., Abrams P. (dir.), *Pelvic Floor Disorders*, *op. cit.*, p. 123-131.

Après accouchement, un certain nombre de facteurs ont pu être identifiés comme responsables des dysfonctionnements du périnée[1], tels que : poids de l'enfant supérieur à 4 kilos, un périmètre crânien dépassant 35,5 centimètres ; le recours aux forceps ; plus de trois accouchements par voie vaginale ; des déchirures périnéales. Ils représentent des facteurs de risque certains. D'autres facteurs de risque sont probables : l'âge maternel, notamment après 40 ans ; l'obésité ; une prise de poids de grossesse au-dessus de 13 kilos.

Cependant, dans un accouchement « apparemment » physiologique, on peut assister à : une distension des éléments périnéaux avec sûrement des microlésions, un affaiblissement de la force de contraction du périnée.

## Certaines activités professionnelles

Les efforts physiques réguliers dans certaines activités professionnelles sont délétères pour la continence urinaire et/ou la statique pelvienne[2]. Il existe donc des « professions à risque

1. Baessler K., Schuessler B., « Pregnancy, childbirth, and pelvic floor damage », *in* Bourcier A. P., McGuire E. J., Abrams P. (dir.), *Pelvic Floor Disorders*, *op. cit.*, p. 33-43. – Brown S. J., Gartland D., Donath S., « Effects of prolonged second stage, method of birth, timing of caesarean section and other obstetric risk factors on postnatal urinary incontinence : An Australian nulliparous cohort study », *British Journal Obstetrics and Gynecology*, 2011, 118 (8), p. 991-1000. – Gartland D., Donath S., MacArthur C., « The onset, recurrence and associated obstetric risk factors for urinary incontinence in the first 18 months after a first birth : An Australian nulliparous cohort study », *British Journal Obstetrics and Gynecology*, 2012, 119 (11), p. 1361-1369.
2. Woodman P. J. et coll., « Prevalence of severe pelvic organ prolapse in relation to job description and socioeconomic status : A multicenter cross-sectional study », *International Urogynecology Journal Pelvic Floor Dysfunction*, 2006, 17 (4), p. 340-345.

périnéal[1] ». Actuellement, on retrouve des activités professionnelles avec : station debout prolongée, manutention, levage lourd, flexion du buste. De nombreuses activités professionnelles actuellement rendent compte de l'augmentation constatée d'une nouvelle pathologie périnéale.

## Certaines activités sportives

Chez la femme sportive, on retrouve des facteurs constitutionnels (grande souplesse articulaire, faiblesse périnéale) et environnementaux (sauts répétés, intensité et durée de l'activité[2]). La fréquence des fuites urinaires chez la sportive est fonction de l'activité physique exercée. Elle est susceptible d'osciller entre 0 % pour le golf et 80 % pour le trampoline. Il est possible d'effectuer un classement des différentes activités sportives en fonction du risque qu'elles font courir au plancher pelvien[3] :

- sports à risque élevé : trampoline, gymnastique acrobatique, aérobic, sauts de haies, basket-ball, volley, handball, course à pied, arts martiaux ;

1. Bourcier A., « Dysfonctionnement pelvi-périnéal chez les jeunes femmes », *GENESIS*, mai 2015, n° 184, p. 5-8.
2. Bourcier A. P., « Incontinence during sports and fitness activities », *in* Baessler K., Schussler B., Burgio K. L., Moore K., Stanton S. L. (dir.), *Pelvic Floor Re-education : Principles and Practice*, Londres, Springer Verlag, 2009, p. 267-271. – Salvatore S. et coll., « The impact of urinary stress incontinence in young and middle-age women practicing recreational sport activity : An epidemiological study », *British Journal Sports Medecine*, 2009, 43 (14), p. 1115-1118. – Bo K., Sundot-Borgen J., « Are former female elite athletes more likely to experience urinary incontinence later in life than non-athletes ? », *Scandinavian Journal Medecine Sciences Sports*, 2010, 20 (1), p. 100-104.
3. Bourcier A. P., « Dysfonctionnement du plancher pelvien chez la nullipare et la femme jeune », *in* Bourcier A., Haab F., Marès P. (dir.), *Pelvi-périnéologie : du symptôme au traitement, op. cit.*

– sports à risques modérés : tennis, ski, jogging, patinage ;
– sports à risque faible : marche, natation, vélo, roller, golf.

Tous les sports ne sont pas pourvoyeurs d'incontinence chez la femme. Au final, l'exercice physique ne peut être que profitable à la santé et au bien-être de la femme et il est nécessaire de les encourager à poursuivre leurs activités. Le sport ne crée pas nécessairement la fuite urinaire, mais il la révèle. Certains sports plus que d'autres entraînent des pressions excessives sur le petit bassin féminin ayant pour conséquence cette « nouvelle » pathologie périnéale[1].

### Autres facteurs déclenchants chez la femme

Parmi ceux-ci, on peut citer : la surcharge pondérale, le tabagisme chronique, les maladies respiratoires chroniques, la constipation. Les points communs de ces affections sont une augmentation des pressions intra-abdominales entraînant des contraintes excessives sur le plancher pelvien.

## *Chez l'homme*

Chez l'homme, il existe deux grandes pathologies :
– la pathologie de la prostate ;
– les troubles de la fonction sexuelle.

1. Bourcier A. P., Juras J., « Urinary incontinence in sports and fitness activities », *American College of Sports Medecine*, 1994, June1-4 Indiana, MSSE 800, p. 112.

## Hypertrophie bénigne de la prostate

L'hypertrophie de la prostate (HBP) est une affection bénigne, très fréquente et plutôt liée au vieillissement. Elle occasionne des symptômes urinaires du bas appareil altérant la qualité de vie et pouvant être à l'origine de complications potentiellement graves[1]. L'adénome prostatique se développe classiquement à partir des lobes droit et gauche de la prostate mais peut parfois affecter un troisième lobe dit « lobe médian » situé à la face postérieure du col vésical. L'adénome peut ainsi être responsable d'un obstacle chronique à la vidange vésicale avec un risque de retentissement sur : le bas appareil urinaire, vessie de lutte ; le haut appareil urinaire, insuffisance rénale chronique obstructive.

L'HBP est multifactorielle : les deux principaux facteurs sont l'âge et le statut hormonal du patient. Mais les causes de l'hypertrophie bénigne de la prostate ne sont pas clairement identifiées. Il existe probablement une prédisposition héréditaire, car certaines familles sont plus affectées que d'autres. Toutefois, d'autres facteurs entrent en jeu. Par exemple, on sait que la testostérone et son dérivé actif, la dihydrotestostérone, jouent un rôle important. Aussi, les œstrogènes, des hormones sexuelles féminines présentes en petite quantité chez l'homme, pourraient être impliqués. Pour le moment, on ignore les mécanismes exacts par lesquels ils agissent.

---

1. Dias S., « Benign prostatic hyperplasia : Clinical manifestations and evaluation », *Techniques in Vascular Interventional Radiology*, 2012, 15 (4), p. 265-269. – Seisen T., Xylinas E., « Hypertrophie bénigne de la prostate », Association française d'urologie (AFU), 2015, Item 123-UE 5.

Il est possible qu'avec l'âge, la prostate devienne plus sensible à ces hormones. Certains médicaments sont susceptibles d'aggraver ces troubles et peuvent même déclencher une rétention d'urine.

## Cancer de la prostate

Le cancer de la prostate se situe au premier rang des cancers incidents chez l'homme et représente la troisième cause de décès par tumeurs chez l'homme en France[1].

Le risque de cancer de la prostate augmente quand les hommes vieillissent. Le cancer de la prostate n'est pas très courant chez les hommes de moins de 50 ans. On le diagnostique le plus souvent chez les hommes de plus de 65 ans.

Des preuves convaincantes permettent d'affirmer que les antécédents familiaux font augmenter le risque de cancer de la prostate. Le risque d'être atteint d'un cancer de la prostate augmente quand un parent au premier degré (père, frère) a reçu ce diagnostic. Le risque est également affecté par l'âge auquel un proche parent a reçu son diagnostic.

Les études démontrent que certaines mutations génétiques héréditaires peuvent faire augmenter le risque de cancer de la prostate. Mais il n'y a qu'un très faible nombre de cas de cancer de la prostate qui sont liés à ces mutations génétiques.

1. HAS (Haute Autorité de santé), *Cancer de la prostate : identification des facteurs de risque et pertinence d'un dépistage par dosage de l'antigène spécifique prostatique (PSA) de populations d'hommes à haut risque ?*, février 2013, p. 10-22. – Scher H. I., « Design and end points of clinical trials for patients with progressive prostate cancer and castrate levels of testosterone : Recommendations of the Prostate Cancer Clinical Trials Working Group », *Journal Clinical Oncology*, 2008, 26 (7), p. 1148-1159.

De nombreuses études ont montré que le nombre de cas de cancer de la prostate est beaucoup plus important dans les pays d'Europe du Nord et d'Amérique du Nord. Alors que dans les pays d'Asie du Sud-Est, on constate le contraire, l'incidence de ce cancer est faible. On ne s'explique pas clairement la cause de ces différences ethniques.

Il y a d'autres facteurs de risque probables : il est possible que l'ensemble des conditions de vie du patient puisse contribuer au développement d'un cancer de la prostate. Une consommation importante de lait et de produits laitiers pouvant contribuer à des apports élevés en calcium est associée de manière probable à une augmentation du risque de cancer de la prostate. Les hommes qui font de l'embonpoint sont plus à risque.

## Dysfonction érectile

Les anomalies qui portent sur les vaisseaux sanguins, provoquées par l'hypertension artérielle (40 % de ces troubles), un anévrisme de l'aorte abdominale, un antécédent d'accident vasculaire cérébral, sont souvent retrouvées dans la dysfonction érectile, de même que le diabète, le tabac, mais également le surpoids et l'obésité[1].

Les anomalies portant sur le système nerveux, telles que la maladie de Parkinson, la sclérose en plaques, un accident vasculaire cérébral ou encore une atteinte de la moelle épinière comptent aussi parmi les causes possibles.

1. Costa P. et coll., « La dysfonction érectile : un symptôme sentinelle ? », *Progrès en urologie,* 2005, 15, p. 203-207. – Kubin M., Wagner G., Fugl-Meyer A. R., « Epidemiology of erectile dysfunction », *International Journal Impotence Research,* 2003, 15 (1), p. 63-71.

Une prostatectomie totale a en général pour conséquence une disparition (temporaire) des érections. Les chirurgiens pratiquent très souvent une ablation large pour ne pas risquer de laisser des tissus cancéreux et comme les nerfs érecteurs sont très proches de la prostate, ils sont souvent abîmés. Il n'est pas rare qu'il faille attendre deux ans pour retrouver une qualité d'érection satisfaisante. La dysfonction érectile est une séquelle quasi constante et est attribuée à une lésion des bandelettes nerveuses (nerfs caverneux) et des artères destinées aux formations érectiles du pénis[1].

Il y a d'autres facteurs possibles : insuffisance rénale (40 % des hommes atteints), anomalies hormonales (taux d'androgènes faibles), causes traumatiques (fracture du bassin, traumatismes de l'urètre, de la moelle épinière, microtraumatismes du périnée chez les cyclistes professionnels), prise de certains médicaments (antidépresseurs, neuroleptiques, antihypertenseurs) sont autant de raisons à un trouble de l'érection. On retrouve également des troubles psychiatriques, un syndrome dépressif, souvent une anxiété de performance sexuelle et des événements de vie négatifs (chômage, décès, infertilité, divorce) ou positifs (naissance, promotion, nouvelle rencontre) dans les 6 mois avant l'apparition des troubles.

## Troubles de l'éjaculation

Les troubles de la sexualité masculine sont courants et plus ou moins graves selon leur fréquence et les répercussions

1. Droupy F., Guliano F., Levrat F., « Prévalence de la dysfonction érectile chez les patients consultant en urologie : l'enquête ENJEU (Enquête nationale sur la prévalence de la dysfonction érectile chez des patients consultant en urologie) », *Progrès en urologie*, 2009, 19 (11), p. 830-838.

psychologiques qu'ils provoquent. En dehors des troubles de l'érection, il existe des troubles de l'éjaculation[1]. Quand ils ont des répercussions négatives importantes sur le couple, il faut déterminer leur origine afin de pouvoir les soigner efficacement.

• *L'éjaculation précoce* ou prématurée est le trouble sexuel le plus fréquent et constitue le premier motif de consultation. L'éjaculation rapide (ou précoce) est la préoccupation sexuelle la plus fréquente chez les hommes. Il concernerait entre 28 à 36 % des hommes. La définition de ce trouble varie mais repose généralement sur le fait que l'éjaculation survienne dans la minute qui suit la pénétration. L'éjaculation précoce peut être primaire, lorsque l'homme en a toujours souffert, ou secondaire lorsqu'elle se manifeste plus tard.

Les causes peuvent être psychologiques (stress, anxiété), mais on privilégie davantage une approche physiologique (hypersensibilité pénienne, niveaux d'hormones anormaux, problèmes de thyroïde).

• *L'éjaculation retardée* est une difficulté récurrente à parvenir à l'éjaculation, en dépit d'une érection et d'une phase d'excitation sexuelle « normale ». Il s'agit d'un trouble relativement fréquent même s'il est difficile d'obtenir des statistiques fiables : entre 5 % et 20 % des hommes ont déjà souffert d'une éjaculation retardée (plus de 25 minutes).

La prise de certains médicaments (antidépresseurs, antipsychotiques, antihypertenseurs) a tendance à retarder ou à

1. Siroky M. B., Azadzoi K. M., « Male and female sexual dysfunction », *in* Bourcier A. P., McGuire E. J., Abrams P. (dir.), *Pelvic Floor Disorders*, *op. cit.*, p. 89-97. – Althof S. E. et coll., « International Society for Sexual Medicine's guidelines for the diagnosis and treatment of premature ejaculation », *Journal Sexology Medecine*, 2010, 7 (9), p. 2947-2969.

bloquer l'éjaculation. L'âge peut aussi influer (diminution de la sensibilité du gland, seuil du réflexe éjaculatoire plus élevé).

Il existe des causes neurologiques (lésion de la moelle dorsale, neuropathie diabétique, sclérose en plaques), et d'autres dues à des séquelles chirurgicales. Les causes sont aussi psychologiques, surtout chez les hommes jeunes.

• *L'éjaculation rétrograde* est une éjaculation au cours de laquelle le sperme, au lieu de sortir normalement par le méat urétral situé à l'extrémité de la verge, prend un chemin rétrograde et est renvoyé en arrière vers la vessie. L'éjaculation rétrograde peut être partielle (le sperme s'excrète en partie par la voie « normale ») ou totale.

Les causes sont la prise de médicaments qui relâchent la musculature du sphincter et une intervention chirurgicale au niveau de la prostate ou du petit bassin (col de la vessie, chirurgie pelvienne).

2

# Les pathologies du périnée

Nous proposons, pour permettre une meilleure compréhension, de mentionner pour chaque pathologie les noms des personnages sans décrire les symptômes évoqués préalablement dans les saynètes de la première partie.

## *Le relâchement périnéal (Cécile, Laurence)*

Un périnée affaibli présente une perte de tonus et un relâchement non sans conséquences pour la personne qui en souffre. C'est un dysfonctionnement musculaire fréquent après les accouchements par voie naturelle avec des facteurs de risque tels que : poids de l'enfant supérieur à 4 kilos, périmètre crânien dépassant 35,5 centimètres, déchirure périnéale, temps d'expulsion prolongé. D'autres facteurs entrent en jeu : la ménopause, une intervention chirurgicale, un problème de surpoids, une activité physique régulière intensive. La distension vaginale en créant une béance vulvaire va être responsable de deux anomalies : les bruits d'air vaginaux et l'émission d'eau par le vagin. Souvent, il s'y associe une diminution des sensations vaginales, voire un orgasme de faible intensité.

## *L'incontinence urinaire d'effort chez la femme (Catherine, Sylvie)*

L'incontinence urinaire, avec plus de 3 millions de Français concernés, touche un large public qui, contrairement aux idées reçues, n'est pas constitué uniquement de personnes âgées.

Dans la population féminine, elle varie selon les études de 10 à 57 %, mais elle augmente avec l'âge. Elle se caractérise par une fuite involontaire d'urine qui n'est pas précédée d'un besoin d'uriner. Elle survient à l'occasion d'un effort qui peut être important (éternuement, saut), mais également minime (toux, port de charges, éclat de rire). Dans les activités sportives, ce sont surtout les sauts qui déclenchent les fuites. Ces hyperpressions abdominales dépassent la capacité de retenue des muscles du plancher pelvien mais surtout du sphincter urétral, seul responsable de la continence urinaire.

## *L'incontinence urinaire chez l'homme (Roger, René, Tom)*

Contrairement à l'incontinence urinaire chez la femme, le volet masculin de cette maladie est l'objet de bien peu d'études épidémiologiques. Malgré ce manque de données, quelques différences apparaissent. Alors que l'incontinence féminine se caractérise essentiellement par des fuites urinaires, ce trouble est souvent accompagné, chez l'homme, de symptômes associés aux mictions (écoulement des urines) : jet diminué, difficulté à initier la miction, égouttement postmictionnel, envie d'uriner pendant la nuit (nycturie). Cependant, l'incontinence urinaire est souvent consécutive à une prostatectomie. 30 000 prostatectomies totales pour cancer de prostate sont pratiquées en France avec une incontinence persistante au-delà de 6 mois dans environ 25 % des cas et 3 à 5 % des patients souffrent d'incontinence totale permanente.

## *L'hyperactivité vésicale ou urgenturie (Laurence, Pascale, Cécilia)*

L'hyperactivité vésicale (HAV) est caractérisée par des impériosités mictionnelles avec ou sans incontinence. On appelle « urgenterie », un désir soudain, impérieux et fréquemment irrépressible d'uriner. C'est le symptôme pivot de l'HAV. La sensation qui handicape les patientes atteintes d'HAV est soudaine, d'emblée paroxystique et difficile, voire impossible à maîtriser. L'HAV engendre un état de détresse émotionnelle qui peut nuire aux activités quotidiennes et à la qualité de vie. À titre d'exemple, on peut éprouver les difficultés suivantes : réduction de l'activité sociale (on n'ose plus sortir, on cesse de pratiquer les activités qui plaisent), stress, frustration et anxiété (crainte de subir un accident urinaire), troubles du sommeil (se lever fréquemment la nuit afin d'aller aux toilettes), difficultés professionnelles (quitter trop souvent son poste de travail, devenir gênée dans son activité). L'HAV est donc particulièrement invalidante d'un point de vue social du fait de son caractère inopiné, imprévisible. Dans l'HAV, le détrusor (muscle de la vessie) se contracte de manière intempestive, anarchique et excessive. Les causes connues sont une irritation de la vessie (infection urinaire, polype ou calcul urinaire), des troubles neurologiques (sclérose en plaques, maladie de Parkinson, accident vasculaire cérébral) et des causes psychologiques (stress, dépression). Mais, dans la majorité des cas, aucune de ces causes n'est retrouvée, on parle alors d'HAV idiopathique.

## *L'énurésie nocturne chez l'enfant (fils de Lydia)*

L'énurésie nocturne (aussi appelée « pipi au lit ») désigne une miction répétée, involontaire, incontrôlable, inconsciente et le plus souvent nocturne. L'enfant urine complètement et normalement sans s'en rendre compte. Il s'agit d'un trouble du contrôle des sphincters de la vessie qui survient le plus souvent la nuit. Les garçons sont plus touchés par l'énurésie nocturne que les filles, la prévalence étant estimée entre 6 et 10 % à l'âge de 7 ans. Sa fréquence baisse entre 1 et 2 %

chez les jeunes de 15 ans. L'énurésie peut se présenter sous différentes formes. Elles ont toutes en commun une émission d'urine non maîtrisée : l'énurésie est « primaire » si elle n'a pas été précédée par une période où l'enfant a été propre pendant au moins six mois ; l'énurésie est « secondaire » s'il y a eu une période où l'enfant a été propre pendant au moins six mois. L'énurésie nocturne de l'enfant peut être : régulière avec des fréquences plus ou moins élevées ; irrégulière ; intermittente avec de longues périodes « sèches » ; épisodique, si elle reste un accident isolé. L'origine de l'énurésie est souvent d'ordre psychologique. Ainsi, une éducation trop rigide, un événement marquant comme l'arrivée d'une petite sœur ou d'un petit frère peut être à l'origine de l'énurésie chez l'enfant. L'énurésie peut également trouver son origine dans une immaturité du système vésical avec une déficience d'inhibition du système nerveux parasympathique.

## *Les vessies neurologiques (Clara, Adrienne)*

L'innervation de la vessie procède d'un mécanisme bien coordonné. Tout se complique dès que survient sur son trajet un défaut, une rupture « électrique » causée par une lésion. Une miction normale exige une contraction vésicale synchronisée à une ouverture du sphincter, le tout étant déclenché sur commande volontaire au moment opportun. Un accident qui a provoqué un traumatisme de la colonne vertébrale entraînant une blessure de la moelle épinière constitue une atteinte médullaire qui peut être responsable d'une paraplégie ou d'une tétraplégie. Ce sont souvent des sujets jeunes (15-35 ans) qui en sont atteints. Près de la moitié des lésions traumatiques de la moelle épinière est due à des accidents d'automobile et de moto (41 %), les chutes (27 %), les sports (7,4 %) et les blessures par violence (5 %). Mais une malformation de la moelle épinière, comme un spina-bifida, et toutes les lésions médullaires ont d'importants retentissements urinaires. Une interruption de l'influx nerveux qui chemine du cerveau jusqu'à l'extrémité de la vessie peut retentir sur la miction. Pour la même raison, d'autres maladies (comme la sclérose en plaques) peuvent entraîner une lésion de rupture des voies neurologiques vésicales et par conséquent des troubles urinaires d'intensité variable. Il est aussi possible de souffrir de troubles urinaires en raison d'une atteinte du cerveau (accident vasculaire cérébral, maladie de Parkinson...).

L'incontinence en gériatrie est fréquente et pose un problème grave pour les personnes vieillissantes et âgées. Souvent cachée, elle peut conduire à un isolement qu'il faut éviter. La fréquence permanente dans la population communautaire âgée de plus de 65 ans est élevée : 10 % des sujets âgés de 70 à 75 ans et un quart des sujets après 85 ans. Ses causes sont les mêmes mais avec d'autres facteurs tels que : les incontinences urinaires fonctionnelles (immobilisation pour thrombose veineuse profonde, fracture du bassin, accident vasculaire cérébral, maladie de Parkinson, séquelles d'hémiplégie) ; certains médicaments (diurétiques, anticholinergiques, sédatifs, les opiacés) ; le fécalome, la confusion mentale, la démence sénile, les restrictions hydriques...

## *L'incontinence anale (Patricia)*

En France, l'incontinence anale demeure encore plus taboue que l'incontinence urinaire. Les parois du canal anal sont composées de muscles puissants et circulaires : les sphincters. Il existe deux types de sphincters : les sphincters internes, pour lesquels la commande est involontaire ; et les sphincters externes, que l'on peut commander. Ce sont eux que l'on relâche en allant à la selle. Lorsque les selles arrivent dans l'ampoule rectale, les parois du rectum se distendent. Les nerfs envoient alors un message au cerveau, lui signalant qu'il faut aller à la selle. Grâce à ces mécanismes complexes de régulation, il est donc possible de retarder la défécation. Or, en cas d'incontinence anale, ce contrôle volontaire n'est plus possible à cause d'un dysfonctionnement des sphincters. Les personnes qui consultent pour une incontinence anale ont souvent une insuffisance de pression dans le canal anal.

Nombreuses et variées, les causes peuvent s'accumuler ou rester isolées. Il s'agit : de la constipation qui obstrue le côlon et empêche un écoulement normal des selles ; des maladies neurologiques telles que Parkinson, Alzheimer ; des suites d'un acte chirurgical dans la zone du petit bassin ; des suites d'un accouchement avec lésions périnéales et du sphincter anal.

## *Le prolapsus génito-urinaire (Laure, Yvonne, Catherine)*

La « descente d'organes », terme ancien et connu du public, se nomme prolapsus génito-urinaire, et c'est une maladie de la femme favorisée par des prédispositions familiales. Il peut arriver que le plancher pelvien se relâche ou se distende. Le prolapsus génito-urinaire se caractérise, chez la femme, par le glissement vers le bas, transitoire ou permanent, d'un ou plusieurs organes pelviens situés dans le petit bassin.

Ceux-ci appuient et déforment la paroi vaginale, jusqu'à s'extérioriser au-delà de la vulve. Ces organes pelviens sont : la vessie (cystocèle) ; l'utérus (hystérocèle) ; le rectum (rectocèle). Les prolapsus sont classés en trois stades : stade I, prolapsus débutant, haut situé ; stade II, prolapsus arrivant à l'orifice vulvaire, mais ne le dépassant pas ; stade III, prolapsus extériorisé, dépassant l'orifice vulvaire.

Les organes vont déformer la paroi vaginale allant d'un simple bombement à une véritable extériorisation des organes qui sortent alors du vagin et parfois de façon spectaculaire. Les symptômes les plus fréquents sont une lourdeur vaginale, parfois une sensation de boule. Sur le plan urinaire, il s'y associe une augmentation de la fréquence urinaire, des difficultés à la vessie et souvent au rectum ; dans certains prolapsus des douleurs au cours des rapports sexuels.

Les facteurs de risque du prolapsus génital sont : les accouchements nombreux et/ou difficiles ; la ménopause ; le vieillissement ; le surpoids et l'obésité ; les antécédents de chirurgie dans la région du bassin (ablation de l'utérus ou hystérectomie) ; la constipation chronique ; les métiers ou exercices physiques entraînant une grande sollicitation du bassin (port ou traction de lourdes charges, etc.) ; certains sports, dont ceux qui augmentent brutalement la pression intra-abdominale (trampoline, saut à la corde, arts martiaux, équitation).

## *La dysfonction sexuelle féminine (les compagnes de Tom et d'Yvan)*

La dysfonction sexuelle féminine, se traduisant par une perturbation des processus qui caractérisent le déroulement de la réponse sexuelle, est en fait assez courante, proche de 40 %. Elle se manifeste par la baisse du désir, la difficulté ou l'incapacité à atteindre l'orgasme, les douleurs au cours des rapports sexuels (dyspareunies).

Les causes en sont multiples : facteurs psychologiques (antécédents d'abus sexuels, dépression, anxiété) ; problèmes relationnels ; facteurs obstétricaux (dyspareunies, laxité vaginale) ; et facteurs neurologiques (lésions médullaires traumatiques, neuropathies périphériques).

Les hormones ont un rôle à jouer dans le bon fonctionnement sexuel chez la femme. Les deux plus importantes sont les œstrogènes et la testostérone. Les œstrogènes jouent un rôle primordial dans la régulation de la fonction sexuelle de la femme. Malgré leur implication dans l'initiation du désir, les œstrogènes seraient associés plus particulièrement à l'excitation sexuelle. Ils permettent en outre de contribuer à la santé des organes génitaux. La testostérone est considérée comme étant l'hormone du désir et de la motivation sexuelle chez la femme. Puisque cette hormone est fabriquée en beaucoup plus petite quantité dans le corps de la femme que dans celui de l'homme, il n'est pas étonnant que l'appétit sexuel soit différent chez l'un et chez l'autre. Il arrive qu'un trouble sexuel puisse s'expliquer par un dérèglement hormonal, qu'il soit de cause médicale ou simplement dû à des étapes normales de la vie d'une femme, comme une grossesse ou la ménopause.

De nombreuses maladies peuvent causer ou exacerber un trouble sexuel, y compris le diabète, des maladies cardiaques ou vasculaires, des maladies mentales (la dépression ou l'anxiété), l'hypertension artérielle, des troubles gynécologiques. Parmi les causes, on retrouve également des difficultés dans le couple, le stress, et souvent ces situations s'entremêlent, il est alors difficile de faire la part de ce qui revient à la pathologie périnéale.

## *La dysfonction sexuelle masculine (les compagnons de Caroline et de Brigitte)*

Une dysfonction sexuelle, ou trouble sexuel, désigne une difficulté vécue par un ou plusieurs individus durant un certain stade d'activité sexuelle. Les troubles de la fonction sexuelle peuvent être classifiés en quatre catégories : troubles du désir sexuel, troubles de l'excitation sexuelle, troubles de l'orgasme et troubles sexuels avec douleur. Les principales formes de dysfonction sexuelle masculine sont : les troubles du désir et de la libido, les troubles de l'érection et les troubles de l'éjaculation. À noter que la panne sexuelle avec érection impossible isolée ou occasionnelle n'est pas considérée comme pathologique.

La panne du désir sexuel peut être due aux hormones, aux médicaments, à un mauvais état de santé, à la dépression, à l'anxiété, à la relation de couple, à la culture, à la situation économique et au contexte social. La dysfonction érectile est une incapacité répétée d'avoir une érection ou de la maintenir suffisamment durant le coït. La dysfonction érectile touche environ 20 % des hommes âgés de 50 ans à 59 ans, la proportion augmentant avec l'âge et la survenue de maladies avec l'avancée en âge. Il n'en demeure pas moins qu'un homme en bonne santé peut demeurer actif sexuellement toute sa vie.

L'éjaculation précoce peut être diagnostiquée lorsque, de manière systématique et incontrôlée, l'homme éjacule très rapidement, plus tôt qu'il ne le souhaite, parfois même avant d'avoir pénétré sa ou son partenaire. Ce trouble sexuel toucherait environ un tiers des hommes, ce qui en fait le trouble sexuel le plus fréquent.

L'homme qui est atteint d'éjaculation retardée éprouve de la difficulté à éjaculer, y parvient seulement si le coït est très long ou bien encore, il n'arrive jamais à éjaculer (anéjaculation). La fréquence de ce trouble est en augmentation. Il peut être dû à des problèmes de santé (diabète, maladie neurologique), ou bien à la prise de certains médicaments, en particulier les antidépresseurs.

3

# Solutions et conseils thérapeutiques

## *Comment bien boire et bien vider sa vessie*

Parmi toutes les options de boissons qui s'offrent aux femmes, l'eau est le meilleur choix. Malgré tout, les femmes font souvent l'erreur de boire trop d'eau. La quantité d'eau dont vous avez besoin dépend de vos dépenses hydriques. Si vous buvez plus que nécessaire et que vous avez une vessie hyperactive, vos symptômes seront exacerbés. Si l'on n'aime pas boire de l'eau, ce qui est assez fréquent, on pourra s'orienter vers d'autres boissons, en sachant qu'elles sont cependant moins recommandées en cas de vessie hypersensible. Le jus de pomme est un bon choix puisqu'il irrite moins les vessies sensibles que les boissons plus acides comme les jus d'orange, de pamplemousse et d'ananas. Si vous aimez les boissons gazeuses, celles qui sont transparentes sans caféine sont un meilleur choix que les sodas avec caféine.

L'intérêt de boire beaucoup n'est pas validé par les études scientifiques. Seules quelques indications bien posées méritent d'augmenter la quantité de boissons. Il s'agit notamment des patientes qui ont des calculs rénaux ou qui font des infections urinaires de manière extrêmement fréquente. Sinon, boire 1 litre à 1,5 litre par jour suffit. Vous n'éliminerez pas non plus vos toxines en buvant trop, elles seront simplement plus diluées.

Il faut donc boire raisonnablement et consommer des fruits et légumes qui, rappelons-le, contiennent des quantités non négligeables d'eau. Le bon sens doit guider votre démarche. Une personne âgée qui boit un bol de soupe le soir et avale ensuite une tisane doit modifier un tel comportement pour contrôler son incontinence nocturne.

Homme ou femme, vous ressentez parfois des difficultés à uriner. Vous êtes obligé de pousser pour vider votre vessie. Vous avez le sentiment qu'elle ne se vide pas complètement. Ces difficultés sont en rapport avec un obstacle urétral et/ou un défaut de contraction vésicale. Il s'agit d'un symptôme parmi d'autres, associé chez l'homme aux affections bénignes de la prostate, à une prostatite aiguë, à une maladie du col vésical ou à une sténose de l'urètre.

Chez la femme, un prolapsus, une sténose du méat, sont des causes possibles. En dehors de ces causes organiques, qui nécessitent un avis et une prise en charge médicale, il peut s'agir de mauvaises habitudes mictionnelles que l'on peut améliorer. Certaines « astuces » vous aideront à éliminer la totalité de votre urine et à renforcer votre vessie afin d'améliorer son fonctionnement sur le long terme.

Ces quelques conseils peuvent vous aider.

- Adopter une bonne position : les femmes devront s'asseoir confortablement sur la cuvette et se détendre, afin d'éviter de causer de la tension au niveau de la vessie.
- Prenez votre temps : vous devrez vous accorder en moyenne 30 à 60 secondes pour uriner. Vous précipiter pourrait bloquer prématurément la miction.
- Ne restez pas immobile pendant la miction : une fois que le flux initial stoppe, balancez-vous d'avant en arrière pour générer de la pression sur la zone pelvienne. Si de l'urine s'échappe, laissez-la couler naturellement : n'arrêtez pas le flux d'urine.

– Prendre l'habitude d'interrompre son jet urinaire est déconseillé car vous pourriez avoir, dans le futur, du mal à vider entièrement votre vessie.

– Écoutez de l'eau couler : le son de l'eau qui coule peut stimuler une réponse physiologique et encourager la vessie à se contracter.

## *La rééducation périnéale*

Toutes ces méthodes de rééducation datent de 1950, lorsque Arnold Kegel recommandait entre 300 et 400 contractions par jour mais ne fournissait aucune donnée sur l'intensité et la durée de chaque contraction. Actuellement, plus de 30 programmes ont été décrits et il n'existe pas de réel consensus. Cependant, on peut proposer ce qui semble le plus souvent décrit dans ces programmes : des contractions du vagin et de l'anus avec des séries au nombre de 8 à 12 contractions de faible intensité et réalisées lentement mais puissamment, maintenues entre 6 et 8 secondes et pratiquées de trois à quatre fois par jour.

## Les exercices de Kegel

Ils sont destinés à renforcer le muscle pubo-coccygien. Ces exercices consistent en des contractions et décontractions alternées des muscles qui forment le plancher pelvien (pour cette raison parfois appelés les « muscles de Kegel »). Tout au long de ces exercices, veillez à respirer correctement en inspirant pendant que le périnée est relâché et en expirant lorsque les muscles du périnée sont contractés.

## La rééducation manuelle

Toutes les séances devraient débuter par un travail manuel : le toucher vaginal permet d'évaluer et de stimuler chaque faisceau musculaire du périnée. Les exercices effectués consistent à exécuter des contractions des muscles entourant le vagin et l'anus. Entreprise de façon manuelle, cette méthode la plus courante consiste à un toucher vaginal suivi de pressions légères à partir des muscles du vagin, afin de diriger la pression vers les muscles ayant besoin d'être contractés.

## Les cônes vaginaux

Il s'agit d'une série de cônes de poids différents (permettant une très bonne progressivité des exercices), munis d'un petit cordon, que l'on introduit dans le vagin. Ils permettent de faire travailler la force et l'endurance des muscles du plancher pelvien. L'utilisation des cônes vaginaux permet de récupérer rapidement un tonus musculaire du périnée en vous exerçant seulement quelques minutes par jour : c'est une méthode idéale pour la rééducation périnéale à domicile.

## Le biofeedback

Le biofeedback est une méthode thérapeutique qui permet de recueillir des informations sur des activités psychosomatiques de notre corps. Il consiste en une objectivation d'une fonction physiologique non révélée au niveau de la conscience (par exemple le fonctionnement cardiaque, la respiration, etc.). Cette correction se fait en montrant sur un écran les informations recueillies par l'utilisation de signaux visuels et auditifs. Pour le réentraînement des muscles du plancher pelvien, on utilise des capteurs de pression ou des sondes électriques (dispositif intravaginal ou intrarectal) et des électrodes collées sur l'abdomen.

## La stimulation électrique

L'électrostimulation est aujourd'hui une technologie incontournable pour la rééducation de la pathologie périnéale. Son principe simple est basé sur l'utilisation de courants électriques transmis par le biais de sondes endocavitaires vaginales ou anales ou d'électrodes de surface placées sur la peau, pour stimuler les nerfs et les muscles. L'électrostimulation consiste à utiliser des courants électriques pour provoquer une contraction musculaire du plancher pelvien : muscles élévateurs de l'anus, sphincter externe de l'urètre et de l'anus. Elle peut aussi induire une inhibition vésicale.

### Le « stop-pipi »

Vous avez peut-être entendu parler de la méthode « stop-pipi », qui consiste à arrêter volontairement (en une seule fois) le jet urinaire pendant la miction. Certaines femmes l'utilisent pour renforcer les muscles qui soutiennent leur vessie. Cette méthode est déconseillée : l'arrêt régulier et répété du jet pourrait favoriser une mauvaise vidange de la vessie susceptible de déclencher une infection urinaire et contribuer à dérégler le fonctionnement de votre vessie.

## *Le rôle des abdominaux est essentiel mais controversé*

Nous savons que le travail abdominal est source d'augmentation de la pression intra-abdominale, par conséquent la majorité des exercices réalisés en pratique courante pourraient être générateurs de troubles pelvi-périnéaux : les crunchs, les relevés ou enroulés du buste, les extensions abdominales, les décollés du bassin, les relevés de jambe... La femme sportive sera son meilleur « baromètre », car elle seule saura ressentir les poussées viscérales dirigées vers la vulve lors de la pratique des abdominaux.

Afin de limiter l'augmentation de la pression abdominale, il faudra se forcer à employer et à combiner dans les exercices d'abdominaux le mode de contraction musculaire le plus aisé à mettre en place et le moins néfaste pour le périnée que sont le mode de travail statique mais aussi le travail musculaire en course externe. Il s'agit de favoriser les exercices de gainage et leurs dérivés ainsi que tous les exercices d'abdominaux en statique.

## *La rééducation du périnée chez l'homme*

La présence de fuites urinaires lorsque vous faites de l'exercice, lorsque vous toussez, riez ou éternuez est l'un des signes de faiblesse des muscles du périnée. C'est ce qu'on appelle l'incontinence urinaire d'effort. Un autre signe est la présence de fuites urinaires liées à des envies urgentes d'uriner ne laissant parfois pas le temps d'atteindre les toilettes. C'est ce qu'on appelle l'incontinence urinaire par urgenturie.

Des exercices d'autorééducation périnéale doivent être pratiqués, notamment avant ou après une prostatectomie. Ils se pratiquent en complément des séances avec un kinésithérapeute spécialisé, si l'urologue vous les a prescrites, afin de recouvrer votre continence.

Ainsi, outre son rôle primordial dans le contrôle des fonctions urinaires et digestives, le périnée influe aussi grandement sur la qualité des rapports sexuels dans la mesure où il permet d'améliorer l'érection et de mieux maîtriser l'éjaculation. Il semblerait que muscler son périnée soit également efficace pour traiter l'éjaculation précoce.

## *Qu'est-ce que l'électrostimulation périnéale à domicile ?*

L'électrostimulation à domicile date de 1986. Les appareils d'origine comprenaient un boîtier avec un fil relié au secteur devant être connecté à une sonde vaginale (Microgyn®, Contelle®, SAMMS® Perineal, Minnova™). Puis est apparu en 2007 le premier stimulateur sans fil, Keat®, Keat Pro® en 2010, d'une puissance améliorée. Plus récemment, on trouve, en 2014 et 2015, Gynefflik® et Viva Tescare®, électrostimulateurs sans fil. Plus récemment encore, en 2015, est apparue Innovo®, qui utilise une technologie unique qui permet de renforcer l'ensemble des muscles du plancher pelvien en délivrant des impulsions croisées très ciblées. Des signaux multidirectionnels stimulent les muscles du périnée sans sonde avec l'utilisation de cuissardes, type panty.

Pour effectuer votre rééducation du périnée à la maison, l'électrostimulation périnéale est une solution qui a montré son efficacité dans de nombreuses contributions scientifiques. C'est tellement vrai qu'il existe une prise en charge pour l'achat d'un stimulateur urogénital. Il vous faudra une prescription. Avec votre ordonnance en main, vous bénéficierez d'une base de remboursement correspondant au ticket modérateur de la Sécurité sociale, soit 60 % d'un montant maximum fixé à 304 euros. Les 40 % du montant restant sont pris en charge par votre mutuelle.

## *La rééducation dans l'hyperactivité vésicale*

On s'oriente de plus en plus vers des techniques différentes.

### Le calendrier urinaire ou catalogue mictionnel

Il reste la base de la rééducation comportementale. Il s'agit d'un tableau qui permet de faire le point de manière objective sur vos symptômes, votre gêne au quotidien et noter les évolutions. Pendant 3 jours environ vous noterez : l'heure au passage aux toilettes ; le volume uriné ; l'heure, le type et la quantité des prises de boisson ; les fuites urinaires accidentelles. Ainsi, un simple calendrier urinaire permet de mieux comprendre les « caprices » de votre vessie. C'est donc un outil essentiel qui permet de voir en un clin d'œil ce qui se passe et d'adapter les conseils de modification d'hygiène de vie. En regardant le calendrier mictionnel, on découvre parfois que la patiente boit deux théières le matin. Pas étonnant qu'elle se précipite ensuite aux toilettes.

### La rééducation comportementale

C'est à partir de ce calendrier urinaire que l'on mettra en place des mesures hygiéno-diététiques et des conseils d'hygiène de vie, comme se fixer des délais entre chaque miction, se relaxer, respirer profondément, avoir des activités pour occuper le cerveau, limiter la consommation d'alcool et de café, s'hydrater régulièrement et sans excès au long de la journée, éviter également la consommation de liquides tard dans la soirée. Il faut réguler sa consommation d'eau. De nombreuses femmes pensent qu'il faut boire beaucoup dans la journée. Mais certaines femmes appliquent la consigne à l'excès.

On recherchera également le rôle de la concentration comme autre technique. Ainsi, de vraies contractions vésicales peuvent être supprimées, par exemple, par un effort de calcul mental. Cette influence de la concentration est d'ailleurs largement utilisée en thérapie comportementale.

### La rééducation des muscles du périnée

Elle sera également recommandée. Lorsqu'un besoin urgent se produit, en dehors des techniques comportementales enseignées, il est nécessaire de pratiquer une contraction périnéale qui aura un effet inhibiteur, de relâchement du spasme de la vessie.

## *Traitement pour l'hyperactivité vésicale*

Les mictions impérieuses ou urgences mictionnelles sont regroupées sous l'appellation urologique d'hyperactivité vésicale. L'hyperactivité vésicale est un trouble urinaire qui peut être traité, et ses symptômes peuvent être nettement atténués. Toutefois, puisque l'hyperactivité vésicale est un trouble chronique, elle ne peut pas être guérie. Un traitement combiné de médicaments et de techniques de modification du comportement s'est avéré très efficace pour améliorer la qualité de vie.

Ce traitement repose sur l'utilisation d'une classe pharmaceutique particulière, les anticholinergiques. Ces médicaments vont agir en empêchant une substance chimique produite par le corps, l'acétylcholine, de provoquer une contraction du muscle de la vessie. Les premiers médicaments anticholinergiques étaient souvent mal tolérés car responsables de nombreux effets secondaires en dépit d'une efficacité appréciable : sécheresse buccale ; troubles de la vision ; vertiges ; constipation. De nouveaux médicaments sont aujourd'hui disponibles. Ils sont plus spécifiques des récepteurs à l'acétylcholine situés dans la paroi vésicale et provoquent donc nettement moins d'effets secondaires. Le traitement doit être suivi entre un et trois mois pour juger de son efficacité et de sa tolérance. Il est donc indispensable de ne pas arrêter son traitement sans avis du médecin. Les plus courants de ces médicaments sont : l'oxybutynine, la toltérodine, le chlorure de trospium, la darifénacine, le succinate de solifénacine et le mirabegron.

## *Les recommandations dans la pratique du sport*

Celles qui n'ont des fuites que lors de l'activité sportive sont souvent tentées d'abandonner leur sport. La poursuite d'une activité physique modérée est pourtant associée à une réduction des accidents de fuites urinaires chez les femmes mûres et âgées. Il existe des solutions pour celles qui souhaitent préserver leur activité. Il est nécessaire d'évaluer le retentissement des fuites de façon objective grâce à un questionnaire de qualité de vie standardisé.

La rééducation, puis l'autorééducation sont des éléments clés de la prévention, du traitement et du maintien de l'efficacité des mesures thérapeutiques. Les femmes qui pratiquent un sport de manière intensive ont sensiblement davantage pratiqué ces exercices de rééducation.

La rééducation périnéale doit améliorer la contraction de la musculature du périnée, à commande volontaire, en particulier le sphincter strié de l'urètre et les muscles releveurs de l'anus. Elle doit également apprendre la contraction réflexe par la contraction volontaire du périnée pratiquée avant et pendant tout effort. C'est ce que l'on appelle l'acquisition de l'« automatisme du verrouillage périnéal avant l'effort », technique décrite par Bourcier en 1985 mais qui n'est restée connue sous cette appellation que dans les pays francophones. En effet, sur un plan international, cette technique est devenue populaire grâce à une équipe américaine (Miller et De Lancey) qui a proposé en 2001 les termes *knack maneuver* ou *knack technique* (le mot *knack* signifiant « astuce » !). « Astuce de contraction du périnée avant un effort », est-ce plus évocateur que « verrouillage ou anticipation périnéale » ?

Une alternative originale mise au point par des professionnels de santé concilie les impératifs de conservation du tonus périnéal et l'amélioration de la condition physique, en combinant gymnastique, exercices de yoga et aérobic, avec intégration du verrouillage périnéal. Il existe plusieurs niveaux de pratique dans lesquels la patiente peut évoluer en fonction des résultats obtenus. Il s'agit des méthodes de gymnastique de type Pilates et dérivés, de plus en plus nombreuses mais pas toujours bien enseignées.

## *Les traitements de l'hypertrophie bénigne de la prostate*

Le bon sens, dans la mesure où nous ne sommes pas en présence d'un cancer, est la surveillance chez les patients ayant une gêne modérée ou jugée acceptable. Lorsque le patient ne ressent pas de gêne dans sa vie quotidienne, l'urologue peut proposer une simple surveillance, une fois par an. La gêne est évaluée grâce à un questionnaire standardisé. C'est ce qu'on appelle également l'abstention thérapeutique. Cette voie est proposée quand la prostate n'est pas trop grosse et qu'elle n'empêche pas la vessie de se vider correctement. En revanche, l'urologue peut donner quelques conseils comme éviter de boire après le dîner pour ne pas se lever plusieurs fois au cours de la nuit.

### Les traitements médicamenteux

La phytothérapie – avec des extraits de plantes dont l'efficacité est reconnue telles que *Serenoa repens* ou palmier de Floride, ou encore *Pygeum africanum* ou prunier d'Afrique – offre des médicaments qui sont très bien tolérés et n'ont pas ou peu d'effets secondaires.

Au début de la maladie, on prescrit des médicaments par voie orale. Il en existe plusieurs : les « alpha-bloquants » et les « inhibiteurs de la 5-alpha-réductase ». Les alpha-bloquants jouent sur le tonus musculaire et s'attaquent aux contractions responsables à 60 % de l'obstacle urinaire. Leur principal avantage est leur rapidité d'action. Ils peuvent entraîner des effets indésirables se caractérisant souvent par des sensations de vertige.

Au niveau sexuel, les rares troubles observés sont une diminution de la quantité de sperme. Les inhibiteurs de la 5-alpha-réductase ont une action hormonale qui tend à faire dégonfler la glande. Ils permettent, chez un patient sur deux, une réduction de volume de 20 %, mais ce ne sont pas les plus efficaces et ce ne sont pas des médicaments de première intention. Ils ont, de surcroît, des effets secondaires au niveau de la sexualité.

## La chirurgie

On distingue trois situations pour lesquelles l'opération est obligatoire : quand la vessie ne se vide plus totalement (résidu postmictionnel), en cas de rétention aiguë d'urine (vessie complètement bloquée) ou quand les médicaments sont inefficaces. Quelles que soient les circonstances, cette opération a pour objectif de supprimer la gêne ressentie par le patient. Les techniques utilisées sont des techniques innovantes qui permettent l'ablation de l'adénome de la prostate par voie urétrale (chirurgie endoscopique) quelle que soit la taille de la prostate. Elles reposent sur l'utilisation d'un laser. Introduit par voie endoscopique, le laser permet trois types d'intervention : la destruction du tissu prostatique pour libérer le canal de l'urètre (vaporisation), le prélèvement de copeaux de prostate qui seront ensuite analysés (résection prostatique), l'énucléation en monobloc de l'adénome prostatique (énucléation prostatique). Ces deux dernières techniques permettent l'analyse anatomopathologique des fragments d'adénome (analyse microscopique de la partie de la prostate retirée).

## *La bandelette sous-urétrale chez l'homme*

Depuis plus de vingt ans, on pose des bandelettes sous-urétrales chez les femmes pour soigner l'incontinence urinaire. Il a fallu attendre 2007 pour que cette intervention soit proposée aux hommes.

La bandelette sous-urétrale a pour but de rétablir la position initiale de la partie proximale de l'urètre, en la remontant vers le col de la vessie, et de procurer un soutien anatomique au col vésical lors des efforts. La bandelette est posée par voie périnéale et ses bras sont passés dans les trous obturateurs des os du bassin. Elle est fixée à l'urètre pour permettre sa remontée lors de la mise en tension.

Différents types de bandelettes avec différents systèmes de pose sont commercialisés, partageant tous les principes décrits ci-dessus. Votre chirurgien choisit la bandelette la mieux adaptée à votre cas et à son expérience. Après mise en place d'une sonde urinaire, il réalise une incision périnéale, verticale, en arrière des bourses, de façon à placer la bandelette contre l'urètre. Celle-ci est ensuite passée de chaque côté par le trou obturateur à l'aide d'aiguilles ressortant à la racine de la cuisse ; deux petites incisions supplémentaires sont ainsi réalisées pour faire sortir les aiguilles. La sonde urinaire présente à votre réveil est conservée au moins vingt-quatre heures.

Cette intervention est pratiquée depuis 2007 dans le traitement de l'incontinence urinaire d'effort après chirurgie prostatique. Les résultats obtenus montrent un taux de réussite de 75 % avec un recul supérieur à trois ans. Dans 25 % des cas, l'intervention ne permet pas d'améliorer les troubles de façon satisfaisante, mais elle ne compromet pas un autre traitement chirurgical.

## *Qu'est-ce qu'un sphincter artificiel ?*

En présence d'une incontinence d'effort, si le traitement conservateur (médicaments, rééducation) – dit traitement de référence – a échoué, votre urologue peut vous proposer l'implantation d'un sphincter urinaire artificiel. Il s'agit d'une prothèse visant à reproduire la fonction normale du sphincter urétral. Il est idéalement destiné aux femmes ayant une incontinence urinaire d'effort sévère non corrigée par des manœuvres de soutènement urétral, avec une insuffisance sphinctérienne majeure. Il est aussi souvent proposé en cas d'échec des autres traitements chirurgicaux de l'incontinence urinaire d'effort. Le sphincter urinaire artificiel simule le fonctionnement normal du sphincter en ouvrant et fermant l'urètre par autocontrôle de la patiente.

Le sphincter urinaire artificiel est composé de trois éléments qui sont : une manchette occlusive qui sera disposée autour du col de la vessie ; un ballon régulateur de pression qui contrôle le niveau de la pression exercée par la manchette ; une pompe de contrôle, placée dans l'une des deux grandes lèvres. L'intervention pourra être réalisée sous anesthésie générale ou péridurale et consistera à disposer les trois composants du sphincter urinaire artificiel.

La durée d'hospitalisation était classiquement en moyenne de 2 à 3 jours, mais la tendance actuelle est l'hôpital de jour. Le sphincter urinaire artificiel ne sera activé que dans les 4 à 6 semaines suivantes. Les résultats sont satisfaisants puisque 85 à 100 % des patientes sont continentes après la pose d'un sphincter urinaire artificiel. La durée de vie de ce sphincter est en moyenne de dix ans, un ou la totalité des composants pourront alors être changés sans difficulté.

Chez l'homme, on le recommande également dans le cas d'incontinence urinaire sévère après prostatectomie. En cas d'échec des ballonnets sous-urétraux et de la pose d'une bandelette sous-urétrale, le sphincter artificiel est proposé chez l'homme suivant des modalités semblables.

## *Qu'est-ce qu'un pacemaker de la vessie ?*

Le pacemaker vésical consiste en une stimulation électrique, appelée neuromodulation, des racines nerveuses situées au niveau du sacrum, dites sacrées. Ce traitement n'est pas appliqué en première intention, il n'est envisagé que lorsque les solutions de base médicamenteuses sont inefficaces ou mal supportées. Cette neuromodulation consiste à fixer sur l'os du sacrum une électrode reliée à une pile, afin d'envoyer à destination du nerf sacré des décharges de moins de 2 volts qui vont agir sur les nerfs qui contrôlent la vessie. Ces petites impulsions électriques ne provoquent pas de gêne, tout au plus un léger picotement auquel on s'habitue rapidement. Selon les circonstances et la volonté du patient, il est possible de faire varier l'intensité du courant.

Le boîtier qui sert de support est implanté dans le corps du patient. Grâce à l'utilisation d'un implant percutané, la pose de l'implant peut désormais être réalisée sous anesthésie locale. Cette pose réduit non seulement les risques liés à l'anesthésie générale mais également le temps opératoire ainsi que le délai de récupération du patient. L'incision cutanée de 0,5 millimètre induit en effet peu de traumatismes musculaires. Autre avantage : l'obtention d'une réponse sensitive pendant la phase d'implantation de l'électrode qui aide au positionnement optimal de celle-ci. Le système présente en outre l'avantage d'être réversible en cas de nécessité.

Le « pacemaker vésical » peut fonctionner pendant cinq à sept ans, c'est-à-dire jusqu'à l'usure de la pile qui est remplacée sous anesthésie locale. La neuromodulation des racines nerveuses sacrées s'adresse en France potentiellement à 9 000 personnes souffrant d'incontinence ou d'impériosité, c'est-à-dire éprouvant un irrépressible besoin d'uriner.

## *La toxine botulique, une autre solution thérapeutique*

L'autorisation de mise sur le marché de la toxine botulique dans l'hyperactivité vésicale des personnes atteintes de sclérose en plaques et chez les blessés médullaires, date de septembre 2011. Comme le contrôle de la vessie par le cerveau se fait mal chez ces personnes, leur vessie devient hyperactive – leur muscle de la vessie se contracte durant la phase de remplissage alors qu'il devrait être relâché –, d'où la survenue de problèmes d'incontinence urinaire et d'infections à répétition susceptibles de remonter jusqu'aux reins. Les fuites d'urines et les envies urgentes sont ainsi supprimées ou considérablement diminuées. La pression qui règne dans la vessie diminue et les reins sont moins exposés à des remontées anormales d'urine provenant de la vessie.

Depuis mai 2014, l'injection de toxine botulique A intradétrusorienne a reçu l'autorisation de mise sur le marché (AMM) pour les hyperactivités vésicales réfractaires non neurologiques. Il existe plusieurs dosages : 50 unités, 100 unités et 200 unités et le détrusor est injecté en 20 à 30 sites. On contrôle ensuite le résidu postmictionnel lors de l'hospitalisation, autorisant la sortie de la patiente s'il est correct. Elle peut se faire sous anesthésie locale seule et sans arrêt des anticoagulants. La procédure a lieu en hôpital de jour. Les complications sont rares, avec la rétention aiguë d'urine transitoire, durant en moyenne 6 semaines. 5 % des femmes ont recours à des autosondages transitoires en postopératoire. L'autosondage transitoire n'a pas d'impact sur la satisfaction des patientes post-injections de toxine botulique.

## *Le traitement d'un prolapsus génito-urinaire*

Le traitement du prolapsus génital doit être précédé par un bilan de son retentissement, et par la recherche d'anomalies associées. Il conviendra par ailleurs de corriger certains facteurs favorisants : traiter une constipation, donner un traitement hormonal substitutif en post-ménopause. Un prolapsus urinaire ou génital relèvera, dans l'immense majorité des cas, d'un traitement chirurgical (quand le prolapsus est à un stade avancé, deuxième et troisième degrés).

Effectivement, la rééducation périnéale peut parfois maintenir un prolapsus débutant mais une fois que le prolapsus est avancé (c'est-à-dire au troisième degré), elle ne permet pas de réintégrer les organes qui sont « descendus ». Il faut donc commencer la rééducation dès les premiers signes pour permettre de limiter la « descente » de ce prolapsus et peut-être éviter l'opération. Cette rééducation permet toutefois de réduire les symptômes. Son efficacité sur le prolapsus lui-même reste douteuse. En cas d'échec ou de refus de cette dernière, l'utilisation d'un pessaire peut être discutée. Il s'agit d'un dispositif médical qu'on introduit dans le vagin chez les femmes souffrant d'un prolapsus afin de maintenir les organes dans leur position habituelle et normale. Dans la plupart des cas, le pessaire prend la forme d'un anneau en caoutchouc souple, en plastique, en latex et récemment en silicone flexible. Il nécessite un suivi régulier.

Le traitement chirurgical a pour but de remplacer les moyens de suspension (fascias, ligaments) devenus défaillants.

Il fait appel le plus souvent, de nos jours, à l'utilisation de « prothèses » synthétiques (c'est-à-dire artificielles, n'utilisant aucun produit d'origine animale ou humaine) qui ressemblent à des tissus tricotés (comme les « mailles d'un filet ») : ces prothèses servent à remplacer les fascias défaillants ou à suspendre les organes « descendus » à des ligaments naturels solides. Ce traitement peut se faire selon trois voies chirurgicales différentes : en ouvrant l'abdomen, « laparotomie » ; en passant par le vagin, « voie vaginale », par « cœlioscopie » et plus récemment par chirurgie « robotique Da Vinci ».

L'efficacité des trois voies chirurgicales, dans les mains d'un chirurgien expérimenté, est la même. Mais la simplicité technique, le moindre taux de complications, et la durée d'intervention plus courte font préférer, pour beaucoup d'écoles chirurgicales, la voie vaginale chez les femmes en ménopause ou en préménopause (alors que la cœlioscopie ou la laparotomie sont plus souvent réservées aux femmes plus jeunes, en raison de la meilleure efficacité à long terme et de la meilleure résistance aux importants efforts physiques).

Il n'y a pas de « traitement standard », et chaque cas est différent. Le choix de la technique est adapté à chaque patiente. Dans beaucoup de cas, une ablation de l'utérus (« hystérectomie ») est nécessaire, pour des raisons techniques.

## *Traitement de l'incontinence urinaire dans les rapports sexuels*

La prise en charge repose sur diverses approches qu'il est possible de combiner selon le type d'incontinence et l'impact du trouble sur la vie quotidienne. La rééducation périnéale est très souvent proposée de même qu'une thérapie comportementale combinée à une psychothérapie ou une sexothérapie. La rééducation périnéale évaluée à travers les questionnaires de qualité a montré une amélioration de tous les scores (désir, excitation, lubrification, orgasme, satisfaction et douleur) et une diminution de l'incidence de l'incontinence coïtale.

Des traitements médicamenteux peuvent également être prescrits (plus précisément les anticholinergiques en cas d'hyperactivité vésicale). Les traitements par anticholinergiques du type antimuscarinique sont moins efficaces pour la forme avec incontinence orgasmique, faisant peut-être intervenir d'autres récepteurs que ceux d'origine muscarinique au niveau du trigone. Ces dernières années, la technique des bandelettes sous-urétrales a clairement montré son efficacité concernant l'incontinence d'effort. Aussi les fuites urinaires à la pénétration ont été améliorées dans globalement les mêmes proportions, avec cependant un score d'amélioration de la fonction sexuelle un peu moindre ; ce qui est probablement en rapport avec l'apparition parfois, dans quelques pour cent des cas, de dyspareunies et/ou d'anorgasmie, même lorsque la qualité de vie sur le plan émotionnel était améliorée, notamment par la correction des fuites.

## *Recommandations pour la constipation*

Il existe un certain nombre de mesures simples à appliquer quotidiennement. Ces quelques bonnes habitudes permettent de favoriser le transit et ainsi d'éliminer ou de réduire les risques de constipation chronique :
- boire beaucoup d'eau (1 à 1,5 litre d'eau minérale par jour), afin de ramollir les selles ;
- avoir une alimentation riche en fibres (fruits et légumes frais, céréales, légumineuses), qui favorise le transit ;
- faire de l'exercice (notamment les activités qui stimulent les muscles abdominaux) ;
- ne pas se retenir d'aller à la selle ;
- s'éduquer au rituel des toilettes avec des horaires fixes, poser les pieds sur un marchepied, se concentrer et surtout ne pas forcer ;
- parfois les laxatifs peuvent aider, de même que des séances de biofeedback ano-rectal, des cures thermales, des massages abdominaux, des séances de sophrologie.

## *Recommandations dans l'incontinence anale*

Le traitement médical de l'incontinence repose sur la prise en charge des troubles du transit associés à l'incontinence. Les manifestations chez un patient incontinent sur deux peuvent être améliorées par le traitement médical. L'incontinence anale passive définie par la perte de selles non précédée par un besoin de défécation est souvent secondaire à une constipation. L'incontinence passive peut être améliorée par le traitement de la stase rectale et/ou colique. L'incontinence anale active définie par un accident d'incontinence survenant après un besoin impérieux qui ne peut être différé est souvent associée à une diarrhée. Le recours aux ralentisseurs du transit peut être efficace. Quand l'incontinence anale se manifeste, la première solution est la rééducation anale que l'on nomme : le biofeedback. Une technique simple et non douloureuse qui peut permettre de retrouver des sensations et de remuscler les sphincters de l'anus. Cette rééducation s'avère souvent efficace et permet, dans certains cas, d'éviter une opération. La rééducation ano-rectale est efficace (quatre ou cinq séances peuvent suffire), mais elle est assez mal suivie par les patients, et très peu de professionnels de santé sont formés à ce type de rééducation.

## *Une intervention pour l'incontinence anale sévère*

Une intervention chirurgicale peut être justifiée lorsque les mesures conservatrices n'ont pas apporté d'amélioration significative. En cas de délabrement sphinctérien important, une reconstruction chirurgicale est requise en premier lieu. Plusieurs interventions chirurgicales peuvent ainsi être utilisées.

• La sphinctérorraphie : le principe est d'identifier les extrémités du sphincter rompu, afin d'en permettre la mobilisation pour réaliser une réparation sphinctérienne et reconstituer ainsi l'anneau sphinctérien.

- La neurostimulation sacrée est une sorte de pacemaker de l'incontinence, qui envoie des impulsions électriques aux nerfs, qui contrôlent les sphincters de l'anus.
- La graciloplastie dynamique et le sphincter anal artificiel Acticon® sont des options thérapeutiques que l'on peut proposer lorsque les précédentes interventions n'ont pas permis une amélioration substantielle de la continence.

## *Traitement des béances vulvaires*

Les béances vulvaires ou vaginales sont la conséquence de plusieurs facteurs anatomiques : une distension des parois vaginales, une perte de tonicité et parfois une véritable séparation des faisceaux musculaires du périnée (on parle d'« avulsion »). Le vagin est lâche, large, béant, distendu, dilaté et le plaisir sexuel moins intense. Souvent la demande a lieu après des accouchements multiples, mais pas toujours.

La rééducation, toujours proposée en première intention, devrait être confiée à des thérapeutes spécialisés. Cependant, malgré de nombreuses séances de rééducation, le résultat est rarement satisfaisant, on obtient tout au mieux une amélioration des sensations vaginales.

C'est la raison pour laquelle, on s'oriente vers d'autres options thérapeutiques. La chirurgie, longtemps taboue, connaît un développement important depuis quelques années sous l'influence des États-Unis ; on parle de « *vaginal rejuvenation* ». Ces interventions consistent en un rapprochement musculaire des berges vulvaires déhiscentes, le but étant la réalisation d'un renforcement musculaire et d'un rétrécissement de l'orifice vaginal à l'origine. Elles sont réalisées en ambulatoire. Ces interventions vont du lifting du vagin, avec comblement de graisse obtenue par lipoaspiration de la patiente et réinjectée, à la vagino-périnéoplastie de resserrement chirurgical lorsque les anomalies anatomiques sont importantes.

Ces méthodes sont aujourd'hui efficaces. Cependant, même si les résultats anatomiques sont bons, cela ne laisse pas présager de l'amélioration de la qualité de vie sexuelle postopératoire.

## *Traitement par laser $CO_2$*

Le syndrome génito-urinaire de la ménopause (SGM), anciennement désigné sous le terme d'atrophie vulvo-vaginale (AVV), est un ensemble de signes comprenant la dyspareunie (douleur pendant les rapports sexuels), la sécheresse vaginale, l'irritation – tous symptômes qui peuvent affecter la sexualité, les relations affectives et les activités banales de la vie quotidienne. Le SGM induit cliniquement des modifications des petites et grandes lèvres, de l'orifice vaginal, de l'urètre et de la vessie.

Le laser fractionné $CO_2$ se profile aujourd'hui comme une solution thérapeutique potentielle d'AVV. Les lasers $CO_2$ fractionnés sont déjà connus et bien documentés pour leurs effets de stimulation du tissu collagène et de remodelage dermique au niveau cutané. L'idée d'en appliquer les effets à la muqueuse vaginale date de quelques années déjà.

Les procédures laser ne nécessitent aucune préparation préalable du patient, du fait qu'elles sont administrées en ambulatoire et ne nécessitent pas d'anesthésie générale. La durée de la session excède rarement vingt minutes. Il en résulte une sorte de rajeunissement des tissus, devenus plus souples, plus confortables, revitalisés.

## *Les traitements les plus recommandés dans les troubles de l'érection*

Il y a eu une véritable révolution en 1998, lors de la mise sur le marché du très fameux Viagra©. La palette des médicaments agissant contre les troubles de l'érection s'élargit. Après le sildénafil, le taladafil et le vardénafil, l'avanafil arrive sur le marché. Les médicaments inhibiteurs sont efficaces lorsque le trouble se situe au niveau de la verge. Leur principe est le suivant : c'est un comprimé que le patient va prendre dans l'heure ou les deux heures qui précèdent ce qu'on appelle la stimulation sexuelle. Ils agissent en bloquant une enzyme (la phosphodiestérase de type 5) trop présente dans certaines dysfonctions de l'érection. Cette enzyme empêche la relaxation des vaisseaux sanguins et donc freine l'influx de sang dans les corps caverneux.

Lorsque plusieurs essais ont été faits dans de bonnes conditions, et que le médicament s'avère inefficace, d'autres possibilités de traitement existent. Elles consistent à délivrer des médicaments directement dans la verge par l'intermédiaire d'une aiguille et d'une seringue. C'est ce qu'on appelle les injections intracaverneuses. Le patient doit être éduqué par un médecin qui doit lui apprendre à réaliser ces injections. Lorsque tout cela est réalisé, les patients peuvent s'injecter le médicament à domicile, et de cette manière-là recouvrer une érection qui leur permet d'avoir un rapport avec pénétration. Les médicaments que l'on s'injecte dans la verge pour avoir une érection sont des inducteurs de l'érection. Plus récemment, un traitement équivalent peut être délivré sous la forme d'un gel qui sera directement placé sur le méat urinaire.

## *Les solutions pour l'éjaculation précoce*

La prise en charge thérapeutique repose sur la psychothérapie, et des traitements médicamenteux. Cela suppose de consulter régulièrement un spécialiste, ce qui peut être un frein. Quant aux médicaments, ils ne sont pas anodins. Les méthodes qui sont les plus utilisées dans 70 à 80 % des cas sont des techniques de rééducation comportementale venues des États-Unis (la Masters-Johnson Method) et que l'on nomme « *start-stop method* » et « *squeeze technique* ». Elles sont probablement les thérapies les plus communes et restent très efficaces. La première consiste à demander à l'homme d'apprendre à identifier son seuil d'excitation moyen et de prévenir l'éjaculation en interrompant toute stimulation (rapport, attouchements) et attendre que le niveau d'excitation diminue. L'autre technique consiste à exercer une forte pression sur le gland du pénis, serré entre le pouce et l'index. Cette manœuvre réduit l'érection qui prévient l'éjaculation.

La rééducation du périnée est indispensable pour conserver ses sensations de plaisir lors de l'acte sexuel. En effet, elle permet à l'homme de garder le contrôle de son érection en empêchant l'éjaculation précoce qui peut vite devenir pour lui une source d'angoisse et de frustration, ainsi que pour son couple. Pour des raisons médicales et préventives, il est donc essentiel pour l'homme d'exercer efficacement un muscle important, son périnée.

# Pour en savoir plus

## *Sites sérieux pour mieux comprendre les problèmes*

*En français :*

- Association française d'urologie (AFU) : www.urofrance.org.
- Société interdisciplinaire francophone d'urodynamique et de pelvi-périnéologie (SIFUD PP) : www.sifud-pp.org.
- CPAM – Qu'est-ce que l'incontinence urinaire ? : www.ameli-sante.fr/incontinence-urinaire.
- Sphère-Santé Information sur l'incontinence : www.sphere-sante.com.
- Association d'aide aux personnes incontinentes (AAPI) : www.aapi.asso.fr.
- Vivre en aidant – Incontinence : ils vous informent : www.vivreenaidant.fr.
- Allodocteur, l'incontinence urinaire : www.allodocteurs.fr.

- Passeportsanté, l'incontinence urinaire : www.passeport-sante.net.
- Doctissimo, l'incontinence urinaire. Symptômes et traitement : www.doctissimo.fr.
- Centre d'imagerie médicale Juras : www.imageriejuras.fr.

*En anglais :*

- International Continence Society (ICS) : www.ics.org.
- American Urogynecologic Society (AUGS) : www.augs.org.
- American Urological Association (AUA) : www.auanet.org.
- National Association for Continence (NAFC) : www.nafc.org.
- National Institute on Aging : www.nia.nih.gov.
- Section on Women's Health (APTA) : www.womenshealthapta.org.
- Urology Care Foundation : www.urologyhealth.org/urologic-conditions.
- The Simon Foundation for Continence : www.simonfoundation.org.
- Continence Foundation of Australia : www.continence.org.au.
- Continence Foundation, Managing bladder problems : www.continence.org.au.

## *Les vidéos sur Internet*

- Qu'est-ce que le périnée ? : www.youtube.com/watch?v=O3Ee3DsZikg.
- La vessie, un organe sous contrôle et les différents types d'incontinences urinaires : www.youtube.com/watch?v=A7lmGaTYQLs.

- L'incontinence urinaire au féminin – les stratégies thérapeutiques : www.youtube.com/watch?v=21YUBNiTTRc.
- Grossesse, accouchement et risque d'incontinence : www.youtube.com/watch?v=VY02h6ZSkvs.
- Incontinence urinaire et sexualité : www.youtube.com/watch?v=ESE3M-3MoRk.
- Femme fontaine : fuites urinaires dues à l'orgasme ou émission liquidienne : www.youtube.com/watch?v=2Kg-KU_rkyT4.
- La prise en charge de l'incontinence en milieu sportif : www.youtube.com/watch?v=4yGcebrI0ac.
- Qu'est-ce que la rééducation périnéale : www.youtube.com/watch?v=VTzC4dhNPhU.
- Les différentes techniques de rééducation périnéale ? : www.youtube.com/watch?v=it3i7sEfh1w.
- La rééducation périnéale à domicile : www.youtube.com/watch?v=C43RZ7byLe8.
- Pourquoi est-il important de muscler son périnée ? : www.youtube.com/watch?v=BNJHjGokF4k.
- Les préventions pour éviter l'incontinence : www.youtube.com/watch?v=HygoKIa9pVQ.
- Le bilan urodynamique : www.youtube.com/watch?v=CWTm_seUn-s.
- Prolapsus et incontinence due à la pression sur l'urètre : www.youtube.com/watch?v=tGXHGYKbRIU.

# Table



PREMIÈRE PARTIE

## Chroniques de la vie quotidienne

DEUXIÈME PARTIE

## La science du périnée

DES MÊMES AUTEURS

Juras J., *Les Prolapsus vaginaux et l'Incontinence urinaire chez la femme*, Paris, Masson, 1981.

Bourcier A., Juras J. (dir.), *Urodynamique et réadaptation en urogynécologie,* Paris, Vigot, 1986.

Bourcier A., *Le Plancher pelvien : explorations fonctionnelles et réadaptation*, Paris, Vigot, 1996.

Appell R. A., Bourcier A., La Torre F. (dir.), *Pelvic Floor Dysfunction : Investigations and Conservative Treatment,* Rome, Casa Editrice Scientifica Internazionale, 1999.

Bourcier A. P., McGuire E. J., Abrams P. (dir.), *Pelvic Floor Disorders,* Philadelphie, Elsevier, 2004.

Bourcier A., Haab F., Amarenco G., *L'Incontinence urinaire en questions,* Paris, DaTeBe, 2004.

Bourcier A., Haab F., Marès P., (dir.), *Pelvi-périnéologie : du symptôme au traitement. Urologie, urogynécologie, coloproctologie, gastropédiatrie, pathologie fonctionnelle*, Montpellier, Sauramps Médical, 2010.

*Impression réalisée par CPI*
en octobre 2016

Cet ouvrage a été composé
en ITC Galliard et en Whitney
par Nord Compo
à Villeneuve-d'Ascq (Nord).

N° d'impression : 138033
N° d'édition : 7381-3481-X
Dépôt légal : novembre 2016
*Imprimé en France.*